Corpo Sano Mente Sana

DIETA, NUTRIZIONE, ERBE, MEDICINA NATURALE E PENSIERI POSITIVI PER MALATTIE, EMOZIONI, ANSIA, DEPRESSIONE, STRESS, PESO E ORMONI SANI

di **Dr. Ameet Aggarwal N.D.**

Traduzione di **Beatrice Pedata**

Se volete conoscere meglio la naturopatia in Italia,
visitate EUNAM INSTITUTE - www.eunam.eu

Per favore, proteggete il copyright di questo testo. L'autore gestisce la *Foundation for Integrated Medicine in Africa* (*FIMAFRICA*), la quale fornisce cliniche mobili a scopo filantropico che portano la medicina integrata nelle comunità indigenti che vivono nel Kenya settentrionale. Se avete ricevuto una versione gratuita di questo testo per favore pagatelo attraverso www.drameet.com. Grazie.

Questo testo non intende sostituire in alcun modo i consigli del medico. Consultate il vostro medico se avete problemi di salute o se volete usare qualsiasi delle informazioni presentate in questo testo. Vi raccomando fortemente di seguire i consigli del vostro medico perché conosce meglio la vostra condizione medica. L'autore e l'editore si dissociano da qualsiasi responsabilità collegata all'impiego del presente testo. Tutti i nomi e le informazioni che potrebbero identificare le persone citate nel presente testo sono state cambiate al fine di preservarne l'anonimato. Ogni riferimento a persone esistenti è puramente casuale.

ISBN-13: 978-1657506657

*Dedico questo testo alla mia bellissima madre Kanta Devi Aggarwal. Ti amo
tanto.*

.

Ringraziamenti

Ringrazio Tonella, Beatrice, Giulia, Trixie, Allison, Rubina, Steve, Paola, Marnee, Shelan, Anoma, Karen, Nita, Cheeko, Jess, Louisa e tutti i miei amici per aver reso possibile questo testo. Grazie alla mia famiglia per essermi sempre vicina. Grazie all'intera squadra di FIMAFRICA e a tutti i volontari per il vostro sostegno e la vostra ispirazione e spero che possiamo continuare questo meraviglioso lavoro. Grazie a tutti i miei pazienti per essere con me in questo viaggio e aiutarmi a imparare molto da voi. Grazie ai miei insegnanti del Canadian College of Naturopathic Medicine per avermi ispirato così tanto in questo percorso di guarigione e ai miei insegnanti Gestalt per avermi mostrato come trasformare lo stato di coscienza. Trasformare lo stato di coscienza è un percorso che secondo me dovremmo intraprendere tutti per scoprire la nostra forza e le nostre vulnerabilità, poiché è da esse che ha origine il nostro vero potere.

Se volete conoscere meglio la naturopatia in Italia, visitate EUNAM INSTITUTE - www.eunam.eu.

INDICE

Prefazione

Chi sono io e perché ho scritto questo testo?

Sono un medico naturopata e pratico una forma di psicoterapia nota come terapia della *Gestalt*. Ho aiutato molte persone che avevano problemi emotivi attraverso il *counseling* e anche migliorando la salute dei loro corpi. Il mio lavoro è sia soddisfacente che frustrante poiché, come avrete probabilmente notato, le persone con problemi fisici ed emotivi presentano miglioramenti molto lenti nel tempo.

Alcuni assumono molte medicine oppure integratori naturali e prodotti fitoterapici, ma non risolvono mai i loro problemi emozionali. Altri fanno sedute di conseling oppure leggono testi riguardanti gli atteggiamenti mentali positivi, tuttavia non guariscono mai il loro corpo. Questo testo mostra come combinare la medicina olistica con il pensiero positivo, poiché è necessario guarire assieme sia la mente che il corpo, per avere il recupero completo.

Questo testo combina la mia esperienza personale a terapie comprovate che impiego con i miei pazienti al fine di portare sollievo a lungo termine a tristezza, insoddisfazione, affaticamento, e molti altri problemi di tipo emotivo. Ho personalmente tratto giovamento da queste tecniche, e anche molti dei miei pazienti, che ora sono più felici e più forti a livello emotivo.

Anche se il fulcro di questo testo è il vostro benessere emotivo, seguendo i miei consigli potete risolvere molti altri disturbi, compresi i problemi di digestione, ormonali, della cute, di obesità, di asma, delle articolazioni, e altre patologie croniche, poiché un ampio settore del presente testo riguarda la riduzione dell'infiammazione, dello stress e dello squilibrio nel vostro corpo, ovvero la causa principale della maggior parte delle patologie croniche.

Ecco cosa imparerete da questo testo.

La **prima parte** introduce diversi fattori che influenzano le emozioni. Imparerete come i fattori fisici influenzano le vostre esperienze emozionali. Vi mostrerò come le vostre esperienze stressanti abbiano un impatto a lungo termine sul benessere emozionale, proponendovi efficaci tecniche mentali per guarire dallo stress e dalle esperienze di tipo emotivo dolorose. Scoprirete come risolvere emozioni tumultuose, mutare pensieri e convinzioni negativi, ricreare i percorsi neuronali nel vostro cervello e sviluppare più pensieri e abitudini positive per divenire più forti a livello emotivo e rimanere più a lungo in buona salute.

La **seconda parte** è incentrata su come il corpo influenza la mente. Verranno trattati i neurotrasmettitori e gli organi, oltre al cervello, che giocano un ruolo chiave nel benessere emozionale. Si tratta di temi dei quali i medici spesso non si occupano. Imparerete come la dieta, lo stile di vita e le tossine ambientali influenzano il vostro corpo e la vostra mente, rendendovi inclini a ricorrenti attacchi di instabilità emozionale. Imparerete a creare un equilibrio in tutto il corpo e a guarire le cause alla base del vostro malessere di tipo emotivo impiegando erbe, l'alimentazione, cambiamenti nello stile di vita, yoga, tecniche di respirazione e altre terapie efficaci. Queste terapie riducono la probabilità di una ricaduta in uno stato di malessere emotivo, dando forza mentale e costruendo una capacità di ripresa a livello emotivo tali da rimanere in salute. Potete leggere la seconda parte prima della prima oppure alternare le prime due, perché è fondamentale guarire mente e corpo simultaneamente.

La **terza parte** si occupa di come l'energia influenza la mente e il corpo, e del perché la guarigione energetica, il counseling e la psicoterapia possono essere così importanti per il benessere a lungo termine. Inoltre imparerete a impiegare diversi rimedi omeopatici, fiori di Bach, integratori alimentari, punti di agopuntura e rimedi fitoterapici, per trattare le cause alla radice dei vostri problemi e rimanere in buona salute.

Sebbene io utilizzi spesso i termini ansia e depressione in questo libro, lo ho in realtà scritto per chiunque desideri sentirsi meglio. I consigli forniti sono utili per chiunque voglia essere meno stressato, guarire da esperienze stressanti pregresse, oppure desideri sentirsi più in salute, più positivo e avere più energia. Tutti noi abbiamo vissuto situazioni difficili da cui desideriamo guarire.

Sfortunatamente, i sondaggi indicano che molte persone non cercano trattamenti o negano addirittura di avere un problema a causa dello stigma associato ai problemi emotivi. Alcuni temono di essere considerati deboli o incapaci di lottare con la vita, non realizzando che la loro è una condizione che si può trattare e che deriva da cause naturali e di cui non devono vergognarsi. Molte persone credono che le proprie emozioni derivanti da uno stato depressivo siano parte dell'essenza della propria personalità, pertanto non accorgendosi di avere problemi emotivi, non ricercano aiuto. Purtroppo, molte di queste persone non ricevono aiuto per tempo e lasciano che la loro vita si deteriori ulteriormente, talvolta arrivando persino al suicidio.

Non è obiettivo di questo testo sostituire i consigli medici. Il mio obiettivo è aiutarvi a trattare le cause alla radice dei vostri problemi emotivi e risolvere esperienze di tipo emotivo irrisolte che contribuiscono al vostro attuale stato emotivo, e permettervi di prendere decisioni più salutari per la vostra strada verso il benessere. Spero inoltre che gli psichiatri leggano questo testo e guardino oltre i semplici farmaci per aiutare le persone a sentirsi meglio. Potreste scoprire che impiegando le tecniche contenute in questo testo avreste bisogno di una quantità minore di medicine. Per favore, siate responsabili della vostra salute e consultate un professionista qualificato prima di apportare qualunque modifica nella vostra assunzione di farmaci e prima di usare alcune delle terapie descritte nel presente testo.

Se vi piace quanto leggete in questo testo e vi piacerebbe fare un corso di formazione con me, ricevere una consulenza, fare un viaggio safari di guarigione, oppure farmi collaborare con la vostra organizzazione, per favore contattatemi. Se siete professionisti che si occupano di salute e vi piacerebbe approfondire questi argomenti siete i benvenuti ad ascoltare i miei seminari on-line. Inoltre posterò su Internet alcune citazioni motivanti e suggerimenti per la salute. Potere trovare tutte queste informazioni sul sito www.Facebook.com/DrameetND e sul sito www.drameet.com

Benvenuti ad una vita più felice!

Sull'autore

Il Dr. Ameet Aggarwal ND[1] è nato a *Nanyuki,* una cittadina ai piedi delle colline del Monte Kenya, proprio sull'equatore. Si trasferì in Canada per frequentare l'Università, e viaggiò per diverse nazioni, toccando le vite di molte persone attraverso la sua comprensione intuitiva delle emozioni più profonde delle persone. Si è laureato presso il *Canadian College of Naturopathic Medicine* (CCNM) nel 2006 e si è inoltre formato per quattro anni presso il *Gestalt Institute of Toronto.* Oltre alla medicina naturopatica ed alla terapia della gestalt, egli pratica la terapia Bowen e le costellazioni familiari e sistemiche. Egli ha combinato queste tecniche al fine di fornire la cura più completa per i suoi pazienti. Trattando sempre le cause alla radice dei disturbi, risolvendo le cause emotive della malattia e promuovendo la salute a lungo termine, Ameet onora i principi della medicina olistica ed integrata.

Dopo essersi laureato presso il CCNM, Ameet ha esercitato per un anno a Vancouver e a White Rock, in Canada. La sua passione per la medicina naturopatica e per l'omeopatia lo hanno spinto a fondare l'organizzazione benefica The Foundation for Integrated Medicine in Africa (FIMAFRICA), e a tornare in Kenya per fornire rimedi naturali ai villaggi remoti che vivono senza assistenza sanitaria. Egli dirige studenti e medici da tutto il mondo che operano come volontari in FIMAFRICA, insegnando loro le abilità cliniche, omeopatia e medicina integrata.

Egli inoltre offre ai volontari delle sessioni di crescita personale utilizzando la terapia gestalt, in modo che diventino più consapevoli di sé stessi e dei professionisti migliori per i loro pazienti.

Ameet gestisce laboratori di team building e di riduzione dello stress

---

[1] ND significa Natural Doctor, ovvero dottore in medicina naturale. (*N.d.T.*)

per aziende ed agenzie non governative impiegando la terapia gestalt, e ha tenuto un workshop per l'UNICEF con partecipanti da tutto il mondo. Questi laboratori forniscono un approccio completamente nuovo per la formazione di team e la riduzione dello stress. I partecipanti eseguono esercizi che migliorano l'autoconsapevolezza, risolvono sistemi di credenze e convinzioni radicate nel tempo, e li incoraggiano a sperimentare nuovi modi di comunicazione e relazione con il prossimo. Le associazioni riscontrano miglioramenti nella fiducia, nella comunicazione e nel rispetto all'interno dei loro team.

Ameet inoltre gestisce ritiri per il ripristino della salute e del benessere emozionale in località esotiche dell'Africa. Essi prevedono safari e mare insieme a un percorso di guarigione, per avere esperienze che trasformano a livello molto profondo mentre si è in vacanza. Egli attualmente lavora in Kenya ed offre il suo apporto a persone di tutto il mondo attraverso consulti e seminari on-line.

PARTE I

Introduzione

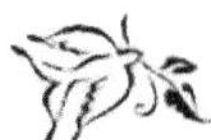

"È più importante sapere che tipo di persona abbia una malattia, che sapere che tipo di malattia abbia una persona"
(Ippocrate 460-377 A.C.)

"La mia salute non era più la stessa di prima, lo sentivo. Addirittura a livello emotivo stavo toccando il fondo. Mi sdraiavo a letto o sul pavimento, talvolta piangendo senza motivo e provando pietà per me stesso. Piangere mi dava un certo sollievo, ma la malinconia non svaniva. Non provavo più entusiasmo. Non avevo alcuna motivazione o fiducia in me stesso nel fare cose nuove. La mia energia non era più la stessa di un tempo. Ciò che in passato mi divertiva non mi faceva più lo stesso effetto. C'era qualcosa di sbagliato in me? Cosa c'era di sbagliato in me? Cosa mi aveva cambiato? Mi sentivo impacciato parlando a determinate persone perché pensavo che a loro non sarei piaciuto. Mi sentivo anche in colpa molto facilmente. Perché mi sentivo così in colpa? Talvolta quando camminavo per strada dovevo nascondere le lacrime, lacrime di dolore emotivo di cui a volte non sapevo la ragione. Se qualcuno mi avesse detto che ero depresso avrei fatto resistenza, perché sapevo di essere una persona forte e a mio parere le persone depresse hanno bisogno di medicine e io non credevo di averne bisogno. Dovevo capire come uscire da questo stato…"

Alcune di queste sensazioni vi sembrano familiari? Potrebbero non esserlo. Anche se non mi piace ammetterlo, questo ero io, che lottavo con una salute che andava peggiorando e sensazioni di tristezza, ansia e probabilmente depressione dopo un lungo periodo di stress. Fortunatamente, grazie alla mia formazione e all'enorme aiuto da parte dei miei colleghi, trovai il modo di uscire da questa nuvola nera. Utilizzando le tecniche da me descritte in questo testo, posso affermare con convinzione di essere ora più in salute e più felice; mi sento più motivato, più leggero e sicuro di me e ho relazioni personali molto più salutari. Ora mi occupo persino di seminari di formazione, laboratori di guarigione emotiva e di team building e ritiri per il ripristino della salute in Africa.

Fattori che influenzano la salute emotiva

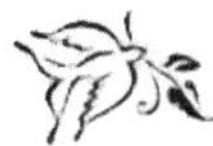

Anche a livello emotivo stavo affrontando una situazione difficile della mia vita e capii rapidamente che non erano solamente le *esperienze esterne* ad influenzare il mio benessere. La mia alimentazione e la quantità di attività fisica che praticavo influenzavano fortemente la mia salute fisica e mentale. Ero molto vulnerabile ai problemi di salute, all'affaticamento, all'ansia e ai pensieri depressivi. Fu solamente dopo che iniziai a cambiare la mia alimentazione e il mio stile di vita, a svolgere esercizio fisico e assumere erbe medicinali e integratori che iniziai a realizzare il forte collegamento fisiologico con le mie emozioni. Le abitudini legate al mio stile di vita avevano un grande impatto sulla chimica del mio corpo e quest'ultima influenzava direttamente la mia chimica cerebrale. Inoltre lavorai con diversi terapisti per rilasciare esperienze di tipo emotivo del passato, che influenzavano il modo in cui osservavo il mondo e mi ostacolavano nel godere della mia vita presente.

In base alla mia esperienza personale, alla mia formazione e all'esperienza con numerosi pazienti, vi esorto ad osservare i seguenti ambiti della vostra vita, se state lottando contro problemi di salute o contro le vostre emozioni e state tentando di raggiungere la forza emotiva e la pace interiore:

Nella vostra vita vi è stato qualche evento traumatico a livello fisico o emotivo?

Se ci sono stati traumi emotivi o eventi stressanti, la parte limbica del vostro cervello continua a risentirne anche molti anni dopo e una parte inconscia di voi non recupera mai pienamente. Vi ritrovate a subire gli effetti di quell'evento in modo permanente, diviene parte della vostra storia. Terapie quali il counseling, la psicoterapia, l'omeopatia o i fiori di Bach, di cui tratterò nei capitoli successivi, aiutano a rilasciare il trauma dalla vostra mente conscia e inconscia e dal vostro cervello limbico. Rilasciando il trauma emotivo, iniziate a sperimentare la vita con forza, vivacità, e autenticità.

C'è uno squilibrio biologico o chimico che influenza le vostre emozioni?

La vostra mente è influenzata dai neurotrasmettitori, dagli ormoni, e da altri messaggeri chimici presenti nel vostro corpo. Neurotrasmettitori e ormoni sono direttamente influenzati dai nutrienti contenuti negli alimenti che assumete, dalle tossine ambientali e anche dalla salute dei vostri organi. Nei successivi capitoli imparerete come il fegato, le ghiandole surrenali, la tiroide e l'apparato digerente influenzano il vostro stato d'animo. Imparerete inoltre come guarire questi organi e come impiegare giusti cibi, sostanze nutritive ed erbe per ripristinare l'equilibrio del vostro organismo. Facendo ciò, migliorerete il vostro benessere con risultati a lungo termine e ridurrete le ricadute che spesso si presentano quando si fa affidamento su soluzioni temporanee.

C'è una situazione stressante nella vostra vita oppure un'abitudine legata al vostro stile di vita che interferisce con la vostra capacità di guarire?

Lo stress cronico è la via più veloce per abbattere una persona.

Frequentare persone critiche, aggressive o emotivamente violente fa vivere in uno stato perpetuo di stress. Se siete in una situazione stressante, sia dal punto di vista sociale che lavorativo, dovete immediatamente provare ad uscirne o cercare aiuto per gestirla in un modo più salutare. Allo stesso tempo, dovete svolgere esercizio fisico con regolarità per aiutare il vostro corpo a recuperare dallo stress e imparare ad evitare determinate attività non salutari. Le attività giornaliere cui potete pensare come aiuto a rilassarvi possono in effetti aggravare i vostri livelli di stress. Abitudini quali il bere troppo alcol o guardare troppo la televisione interferiscono con le vostre possibilità di pieno recupero. Abusare di sedativi, spettegolare sugli altri, parlare della vita in modo negativo, frequentare persone che non sostengono il vostro benessere, trascorrere troppo tempo al lavoro trascurando voi stessi e svolgere azioni che non vi aiutano a sentirvi bene, sono ulteriori modi di stressare la vostra mente e il vostro corpo senza esserne consapevoli.

Abitudini non necessarie e non salutari interferiscono con la guarigione emotiva e sottraggono tempo prezioso che potrebbe essere speso migliorando la propria salute. Provate a riempire ogni tempo morto e tutto il tempo libero che avete durante il giorno con attività più salutari quali esercizio fisico, conversazioni positive, lettura di testi motivanti, yoga, meditazione, esercizi di respirazione e attività sociali che migliorino il vostro senso di benessere. Nei prossimi capitoli vi spiegherò degli esercizi semplici per sentirsi bene, che potete fare per riempire la vostra giornata e guarire le vostre emozioni.

"Jane", 34 anni, era una mia paziente che soffriva di depressione cronica. Era stata volontaria in Somalia ed aveva vissuto dei conflitti molto stressanti con i suoi colleghi. Soffriva di insonnia e mangiava in modo compulsivo. Inoltre aveva sofferto di cefalee croniche fin dall'infanzia e durante le fasi di crescita aveva assistito agli abusi del padre nei confronti della madre. Il trauma emotivo della sua infanzia aveva fatto sì che si sentisse vulnerabile durante i conflitti e che non riuscisse a reagire da adulta e a farsi valere, aumentando ulteriormente lo stress durante il lavoro.

La storia familiare di Jane ha contribuito significativamente nel renderla suscettibile alla paura e alla depressione. Allo stesso tempo, il suo stress cronico ha affaticato le sue ghiandole surrenali (la salute delle ghiandole surrenali è trattata in modo esteso in un capitolo successivo), portandola a uno stato di esaurimento e incapacità di superare i propri problemi emotivi. Inoltre, il suo mangiare in modo compulsivo, principalmente cibi ricchi di amido, in aggiunta al suo stress, hanno comportato che i suoi livelli di glicemia, di cortisolo e di insulina divenissero instabili, rendendola esasperata e soggetta a squilibri chimici che hanno influenzato il suo stato d'animo e la sua salute. Come parte del viaggio di Jane verso la guarigione, la incoraggiammo a mangiare cibi salutari, che miglioravano il suo livello di neurotrasmettitori nel sangue. Risolvemmo molti dei precedenti traumi emotivi usando la psicoterapia e rimedi basati sull'energia (rimedi omeopatici e fiori di Bach, che saranno trattati nei capitoli successivi), aiutandola a rilasciare le esperienze traumatiche che ancora la influenzavano a livello inconscio condizionando i suoi comportamenti. Inoltre riportammo in salute le sue ghiandole surrenali con erbe medicinali e integratori alimentari, per correggere ulteriormente i suoi squilibri a livello chimico e rendere questi cambiamenti stabili per lunghi periodi.

Il caso di Jane è un tipico caso di depressione risolto mediante un approccio olistico. Jane si è dovuta occupare della sua storia emotiva, della sua alimentazione e anche della sua salute fisica per rendere il suo benessere emotivo più duraturo.

L'approccio che consiste nel risolvere esperienze di tipo emotivo, ripristinare lo stato fisico ottimale del corpo e dedicarsi quotidianamente ad attività salutari è la pietra angolare per costruire delle solide fondamenta per la propria forza emotiva. Guarendo le cause alla radice non reprimete i sintomi, siete meno dipendenti dai farmaci e probabilmente vi sentirete molto meglio per periodi più

lunghi.

Gli effetti delle esperienze di tipo emotivo

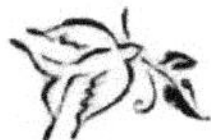

"Tutte le esperienze di tipo emotivo fanno iniziare un processo fisiologico nel vostro corpo. Per ogni atto, emozione ed espressione di amore, amore per sé stessi, perdono verso sé stessi o gli altri, il vostro corpo si impegna nuovamente verso un altro processo fisiologico, più vicino al suo processo originale, il suo processo più salutare..." (Dr. Ameet Aggarwal ND)

Gli eventi traumatici e le esperienze di tipo emotivo (ovvero quelle esperienze che hanno delle ripercussioni a livello emotivo) quali la fine di una relazione, genitori che litigano, un divorzio, difficoltà economiche, la morte di un proprio caro o altro, hanno un impatto a lungo termine sulla nostra salute. Il cervello ha la capacità di creare nuove connessioni neuronali in base alle esperienze vissute. Questa capacità è ciò che i medici hanno denominato neuroplasticità. Gli eventi significativi alterano i percorsi nervosi nel cervello e si formano nuove connessioni neuronali per fronteggiare lo stress e prevenire la manifestazione di eventi simili in futuro.

Variazione Del Collegamento Del Cervello a Causa Della Neuro Plasticità

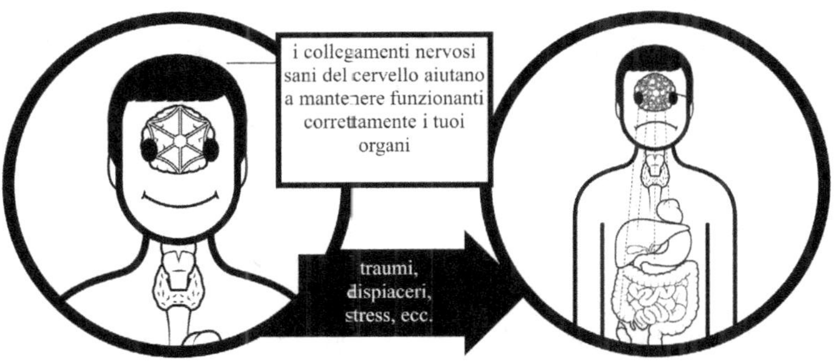

Queste nuove connessioni neuronali alterano la percezione del mondo e di sé stessi, al punto che le cose sembrano diverse rispetto a quando si era felici e vitali. Questi nuovi percorsi neuronali, inoltre, **alterano l'intera fisiologia del corpo**, facendo sì che gli organi funzionino in modo diverso e che agenti chimici, enzimi e ormoni siano presenti in quantità diverse. Entrambe queste situazioni influenzano direttamente la salute e ostacolano la capacità di guarire a livello emotivo.

Talvolta potreste anche non essere consapevoli che un particolare evento abbia avuto un effetto così significativo su di voi. Se tali esperienze restano irrisolte o vengono nascoste nel profondo della vostra mente, i loro effetti continuano ad influenzare la vostra mente e il vostro corpo a livello conscio, subconscio o inconscio. Questo dà origine a quelli che io definisco **modelli emotivi che perdurano** (EHP)[2], all'interno dei quali la mente e il corpo restano influenzati e continuano a rispondere a esperienze di tipo emotivo come se si

---

[2] Il testo originale riporta la definizione *"Emotional Holding Patterns"*, da cui l'acronimo EHP. (*N.d.T.*)

stessero ancora manifestando, anche se si sono già concluse. Ritengo che quando le emozioni legate a un'esperienza non riescono a essere gestite dalla nostra mente, oppure quando gli EHP hanno una durata troppo lunga, una parte della nostra mente smetta di lavorare, andando in depressione, per conservare energia per le esperienze future. La depressione è in parte dovuta a una mancanza di fiducia nel proprio ambiente circostante basata su precedenti esperienze stressanti ed è anche uno stato di esaurimento che il corpo raggiunge quando non riesce più a sopportare una condizione di stress.

Lo stress cronico dovuto agli EHP si ripercuote sugli organi adattativi allo stress quali le ghiandole surrenali e la ghiandola tiroide. **Ghiandole surrenali sovrastressate e sottofunzionanti sono una delle cause principali** di ansia cronica, depressione e altri problemi di salute. È necessario risolvere o rilasciare gli EHP per correggere i percorsi neuronali alterati, interrompere i loro effetti negativi sul corpo e far riposare il cervello, anziché lasciarlo stressato a causa di eventi passati. Risolvere lo stress e gli EHP è inoltre importante perché gli organi fisicamente stressati nel corpo impiegano molti più nutrienti e producono più tossine rispetto a un corpo calmo e rilassato. Quando i nutrienti nel corpo iniziano a esaurirsi, il cervello e gli altri organi non hanno più neurotrasmettitori e ormoni sufficienti per mantenervi felici e in salute.

"John", 30 anni, soffriva di disturbo bipolare, oscillando tra stati di depressione e sovraeccitazione, o iperattività e ansia. La causa alla radice del suo disturbo era il divorzio traumatico dei genitori quando aveva sette anni e un ambiente casalingo instabile durante la sua crescita. Avendo subito uno stress continuo da bambino, il suo sviluppo dall'infanzia all'età adulta è stato quello di una persona stressata.

Modelli emotivi che perdurano

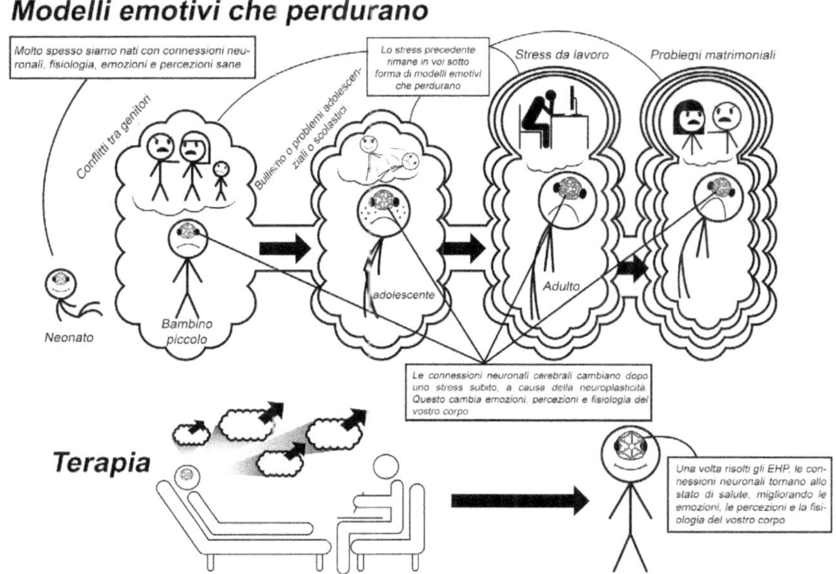

La costante minaccia e l'instabilità non lasciavano alla sua mente alcun modo per sentirsi al sicuro e iniziò a sviluppare strategie di adattamento disfunzionali ai ritmi naturali del suo corpo.

Il trattamento di John consistette nel risolvere il dolore emotivo legato ai suoi ricordi tramite la psicoterapia e rimedi omeopatici e nello stabilizzare le sue ghiandole surrenali, che non erano in equilibrio a causa dell'ansia cronica con cui era cresciuto (tratteremo i rimedi omeopatici e le ghiandole surrenali nei capitoli successivi). Attraverso il counseling capì come molto del suo stress fosse dovuto alla sua infanzia. Con il counseling sviluppò la consapevolezza e la forza di affrontare la sua ansia e di vedere sotto una nuova luce il suo ambiente di adulto con meno stress e maggiore rilassatezza. Dopo alcune sessioni di counseling e omeopatia, il disturbo di John fu completamente risolto ed egli non ebbe più episodi di bipolarismo. Ciò avvenne perché non guarì solo il proprio corpo, ma riuscì anche risolvere i propri EHP.

Gli eventi negativi del passato ostacolano l'espressione autentica di sé stessi e alterano il modo in cui si interagisce con il prossimo. Continuando a vivere in un modo compensativo, si perpetuano le sensazioni negative che uno porta con sé. La guarigione emotiva è un'opportunità di risvegliare il proprio io più sano e felice e interagire con gli altri e con il mondo in un modo più positivo, che inevitabilmente porta a esperienze più positive. Risolvere le emozioni legate al proprio passato fa sentire più sicuri e aperti. Con una salute migliore, potete concedervi una vita più positiva essendo consapevoli della vostra forza.

Rilasciare e risolvere stress ed EHP è possibile attraverso counseling, psicoterapia o parlando ad un amico, risolvendo i conflitti e perdonando. Alcune delle migliori terapie da me sperimentate per rilasciare EHP comprendono terapia Gestalt, programmazione neurolinguistica (PNL), EFT[3], EMDR[4] (che è una tecnica di psicoterapia), meditazione e altre tecniche mente-corpo, di cui tratterò nei capitoli successivi. I rimedi omeopatici e i fiori di Bach, trattati nei loro distinti capitoli, sono rimedi energetici molto efficaci nel risolvere gli EHP.

---

[3] EFT è l'acronimo dell'inglese *Emotional Freedom Techniques*, tecniche di libertà emotiva. (*N.d.T.*)
[4] EMDR è l'acronimo dell'inglese *Eye Movement Desensitization and Reprocessing,* desensibilizzazione e rielaborazione attraverso i movimenti oculari. (*N.d.T.*)

Come il vostro corpo fisico influenza la salute emotiva

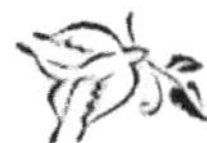

Per molto tempo feci delle sedute di psicoterapia e guarigione emotiva con diversi terapisti. Procedevo piuttosto bene, eppure nelle mie emozioni c'era sempre un malessere di base. Fu solo quando iniziai a svolgere attività fisica con regolarità, assumere integratori alimentari e mangiare cibi che mi facevano bene che iniziai a riscontrare risultati permanenti nella mia forza emotiva.

Il *dis-agio* emotivo è spesso dovuto a uno squilibrio degli agenti chimici (neurotrasmettitori) nel corpo e nel cervello. Molti pensano che i problemi emotivi siano dovuti solamente agli squilibri chimici nel cervello. I neurotrasmettitori, tuttavia, sono prodotti e tenuti in equilibrio da molti organi, non solo il cervello, e le variazioni dell'umore spesso segnalano che qualcosa di non corretto sta avvenendo in uno di questi organi.

"Helen" giunse a consulto causa insonnia, ansia e mestruazioni dolorose e irregolari. Assumeva troppo zucchero e beveva tre caffè al giorno. Il caffè interferiva con la funzionalità del suo fegato, che influenzava il suo sonno e gli ormoni (ne tratto in modo approfondito nel capitolo *"Fegato e benessere emotivo"*). Lo zucchero e il caffè, inoltre, stavano riducendo i neurotrasmettitori legati al benessere, danneggiando le sue ghiandole surrenali e il suo apparato digerente, come descriverò nei capitoli successivi. La carenza di sonno la rendeva esausta e faceva aumentare la sua ansia. Mangiava poca verdura, il che privava il suo corpo di nutrienti utili e danneggiava ulteriormente il suo apparato digerente, peggiorando ancora di più la sua salute.

Apportammo dei cambiamenti alla sua alimentazione togliendo caffè e zucchero e aumentando la verdura e i cibi ricchi di proteine, come pesce e pollo. Depurammo il suo fegato impiegando erbe e altri metodi descritti in seguito. I risultati furono sorprendenti. Le sue mestruazioni divennero regolari, i suoi dolori mestruali sparirono completamente, la sua ansia svanì e si ripristinarono dei ritmi di sonno salutari nel giro di tre settimane. Inoltre, i suoi livelli di energia e la sua concentrazione migliorarono incredibilmente e ricevette una promozione a lavoro. Cessarono anche le sue cefalee, di cui non mi aveva parlato. Questo è ciò che si intende per stato di salute ottimale. Migliorare la vostra alimentazione e ripristinare la salute degli organi può portare dei meravigliosi benefici nella vostra vita.

"Dobbiamo guardare alla natura stessa, all'osservazione del corpo in salute e in malattia per imparare la verità" (Ippocrate)

Oltre al cervello, gli organi che svolgono un ruolo essenziale nella stabilità emotiva sono le ghiandole surrenali, la tiroide, l'apparato digerente e il fegato, che sono anche fondamentali per la salute nella sua totalità. Assicurandosi che siano in salute si prevengono e trattano molte malattie, compresa l'artrite, gli squilibri ormonali, le cisti ovariche, i fibromi, l'asma, l'eczema, i problemi di digestione e diversi altri problemi cronici.

Ci sono molti fattori che influenzano direttamente la salute di tutti gli organi e i livelli dei neurotrasmettitori nel corpo e pertanto influenzano le emozioni. Eccone alcuni:

- Carenze di nutrienti e di vitamine, quali vitamina B3, vitamina B6 e vitamina B12, vitamina C, acido folico, zinco, acidi grassi essenziali e altri nutrienti che influenzano la salute mentale.

- Un'alimentazione povera, ad esempio con troppi carboidrati semplici e zuccheri, oppure scarse proteine e verdure.

- Insufficiente assorbimento di nutrienti a causa di disturbi legati all'apparato digerente.

- Intolleranze alimentari e allergie.

- La quantità di esercizio fisico svolto. Il regolare esercizio fisico riduce la depressione e l'ansia, aumentando i neurotrasmettitori nel corpo e aumentando l'ossigenazione di cervello e organi.

- Equilibrio glicemico. Un'instabilità della glicemia spesso causa sensazioni di ansia o depressione, specialmente quando non arriva abbastanza zucchero al cervello.

- Squilibri ormonali causati da estrogeni presenti negli alimenti, pillole anticoncezionali e sostanze tossiche presenti nell'acqua.

- Tossine ambientali, intossicazione da metalli pesanti, quali piombo, rame, mercurio e alluminio e intossicazione da sostanze chimiche come farmaci o pesticidi.

Nei successivi capitoli, imparerete come rimediare a questi fattori e riguadagnare il controllo del vostro benessere fisico ed emotivo.

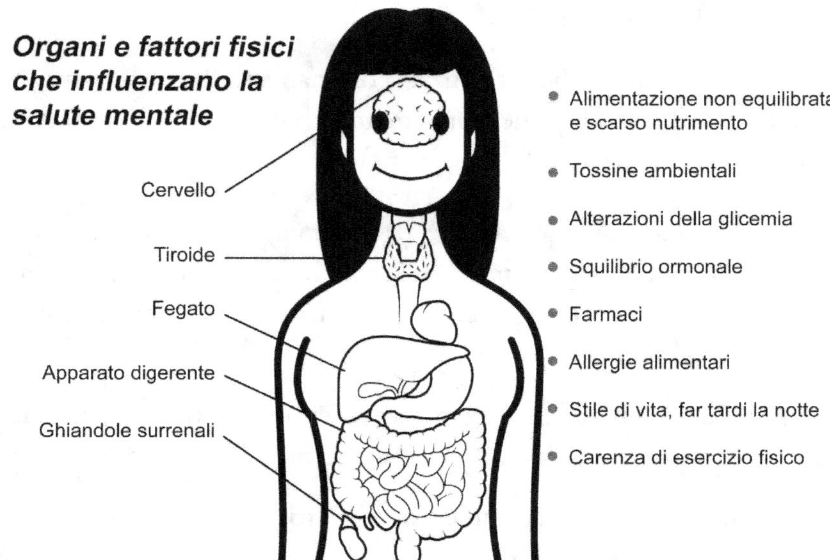

Organi e fattori fisici che influenzano la salute mentale
Cervello
Tiroide
Fegato
Apparato digerente
Ghiandole surrenali
Alimentazione non equilibrata e scarso nutrimento
Tossine ambientali
Alterazioni della glicemia
Squilibrio ormonale
Farmaci
Allergie alimentari
Stile di vita, far tardi la notte
Carenza di esercizio fisico

Cosa sono l'ansia e la depressione?

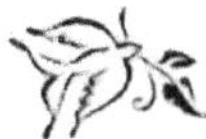

"Proprio come le correnti invisibili creano i venti, che si sentono, che muovono una foglia e che si vedono, così i pensieri invisibili creano le emozioni, che si sentono, che creano malattia o guarigione e che si vedono. Noi siamo tutti natura…"
(Dr. Ameet Aggarwal ND)

Il termine "depressione" non è uno che amo usare, perché comunica una sensazione pesante e permanente e ha un'accezione negativa. La definizione "depressione" non aiuta nessuno a guarire dal proprio stato emotivo e talvolta, quando le persone vi sono etichettate, le fa sentire peggio. Sono solito dire che è una definizione poco costruttiva. "Difficoltà emotiva" è un'espressione migliore, poiché la si avverte più come una situazione temporanea e pertanto lo utilizzo in modo intercambiabile rispetto ai termini ansia e depressione.

Depressione, ansia e altri disturbi mentali sono diagnosticati dai medici secondo il Manuale diagnostico e statistico dei disturbi mentali (DSM-5). In questo manuale, le definizioni delle diverse condizioni mentali sono attribuite in base ai sintomi che la persona presenta e all'intensità e alla frequenza dei sintomi stessi. Alcune definizioni sono depressione, ansia, disturbo ossessivo-compulsivo, depressione maggiore, disordine affettivo stagionale, disturbo d'ansia generalizzata, paranoia, bipolarismo, schizofrenia e disturbo post traumatico da stress.

Certamente esistono sintomi caratteristici di più di un disturbo. Ad esempio, sia coloro che soffrono di disturbo d'ansia generalizzata che quelli che soffrono di depressione maggiore provano ansia, sebbene la frequenza e l'intensità dei sintomi differisca. In modo simile, persone con disturbo ossessivo-compulsivo e con disturbo d'ansia generalizzata esperiscono livelli variabili di paranoia e ansia, ma in quantità diverse e con differenti comportamenti risultanti.

Anche se condizioni mentali diverse sono denominate in modo diversi, molte di esse hanno delle analogie negli squilibri chimici. Questa similarità significa che disturbi dell'umore diversi sono, in realtà, processi simili che si manifestano nel corpo con cause scatenanti e livelli di intensità differenti. Dunque, cercate di non affezionarvi troppo a una diagnosi che un medico potrebbe farvi. Per la vostra guarigione sono più rilevanti la causa alla radice, gli organi o apparati interessati e la vostra individualità. Conoscendo questi aspetti importanti il trattamento diventa più semplice ed efficace.

Nel caso di Jane è importante comprendere che i suoi sintomi di ansia e depressione sono un risultato del suo peculiare responso a un padre violento e un ambiente casalingo instabile. Jane è diversa da qualsiasi altra persona quindi il modo in cui risponde allo stress, all'alimentazione o alle influenze ambientali è differente da come altre persone reagirebbero in circostanze simili. È anche fondamentale comprendere che persone con emozioni simili a Jane potrebbero provarle per una causa completamente diversa e pertanto aver bisogno di un approccio differente al loro trattamento.

Per esempio, un'altra mia paziente, "Tina", 33 anni, aveva sofferto di ansia e depressione sin dall'infanzia. Nonostante tutto il counseling ricevuto non riscontrava miglioramenti. Alla fine scoprimmo che diventava ansiosa e depressa ogni volta che mangiava alimenti a base di grano. Il suo apparato digerente era intollerante al glutine, una sostanza presente nel grano e in altri cereali. Le reazioni chimiche che avevano luogo nel suo corpo a causa del glutine alteravano l'equilibrio del livello di neurotrasmettitori, portandola alla depressione. Dopo aver rimosso il grano dalla sua alimentazione si riprese completamente.

Sintomi di depressione e ansia

Ad una persona generalmente viene diagnosticata la depressione quando presenta cinque dei sintomi sottoelencati con frequenza nell'arco della giornata, da più di due settimane e se questi sintomi interferiscono con la sua vita sociale o lavorativa. Ritengo che molti di noi soffrano di alcuni di questi sintomi in una misura tale da aver bisogno di curarli pur non essendoci stata alcuna diagnosi ufficiale.

- Eccessivo senso di colpa, mancanza di speranza, disperazione e/o sensazione di inutilità.

- Difficoltà di concentrazione o difficoltà a prendere decisioni.

- Disturbi del sonno, sia insonnia che letargia.

- Irritabilità immotivata o cronica.

- Asocialità.

- Affaticamento o stanchezza spesso senza alcun motivo apparente.

- Mancanza di motivazione, di interesse o di piacere in attività che in precedenza divertivano.

- Pianto frequente senza alcun apparente motivo, tristezza costante. Nulla fa provare piacere.

- Perdita o aumento di appetito o di peso.

- Frequenti pensieri di suicidio.

I segni tipici dell'ansia comprendono:

- Panico, irrequietezza, ipereccitazione, paura, paranoia, pensieri intrusivi e indesiderati.

- Incertezza, apprensione, indecisione, mancanza di speranza o sentirsi paralizzati.

- Costante preoccupazione, tensione, ansia o sensazioni di disagio che non hanno una spiegazione definita.

- Mancanza di sicurezza nel gestire situazioni semplici.

La depressione e l'ansia talvolta possono manifestarsi attraverso segni fisici quali:

- Feci lente, diarrea, crampi allo stomaco o nausea.

- Respirazione difficile o corta, senso di oppressione sul petto, palpitazioni cardiache, sensazioni di svenimento, vertigini, secchezza delle fauci, sudorazione alle mani.

- Dolori muscolari, tensione alle mascelle, bruxismo (digrignare i denti) di notte o durante il giorno, mancanza di sonno o affaticamento cronico.

Alcune situazioni che possono provocare ansia sono:

- Partecipare a ritrovi sociali.

- Essere lasciati soli se si prova disagio stando soli.

- Quando la glicemia raggiunge valori troppo bassi a causa di problemi fisiologici quali episodi ipoglicemici.

- Quando ci si confronta con le proprie fobie, come essere bocciati a un esame, incontrare persone, vedere un cane o essere esposto ad altezze elevate.

- Quando ci si ricorda di un'esperienza traumatica che non è stata completamente risolta. Questo è molto frequente nel disturbo post traumatico da stress (PTSD).

Persone diverse rispondono a situazioni simili in modo diverso, dunque ogni persona deve essere trattata in modo unico e individuale. Il modo in cui una persona manifesta i propri sintomi, che siano ansia, depressione o paranoia, dipende dalle sue caratteristiche peculiari, comprese la genetica, l'alimentazione e la costituzione fisica ed emotiva. Le condizioni in cui vive una persona, i suoi livelli di stress lavorativo e sociale, il sostegno delle persone che ha intorno, il suo status socioeconomico e altri fattori influenzano inoltre la sua capacità di affrontare lo stress e il modo in cui sviluppa le sue emozioni.

Esercizi mentali per migliorare il benessere e guarire il passato

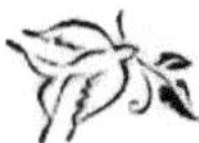

"Una persona che è troppo occupata per prendersi cura della propria salute è come un meccanico troppo occupato per prendersi cura dei propri utensili"
(Proverbio spagnolo)

Una parte primitiva del vostro cervello, nota come cervello limbico, è progettata per proteggervi mediante meccanismi istintivi di sopravvivenza. Il vostro cervello limbico reagisce automaticamente alle situazioni in base alle precedenti esperienze stressanti che avete vissuto, e può **continuare a comportarsi** in un modo difensivo anche se l'esperienza minacciosa iniziale non è più presente nella vostra vita. Se un'esperienza traumatica o stressante non è completamente risolta, il cervello continuerà inconsciamente a inviare segnali di stress al corpo, specialmente alle ghiandole surrenali. Questi segnali provocano al corpo stress prolungati e non necessari, che portano inevitabilmente all'affaticamento surrenale, alla malattia e ai problemi emotivi.

La psicoterapia, l'EFT, l'omeopatia e altre terapie che descriverò in seguito aiutano a liberare il cervello dal suo stato inconscio di stress e farlo tornare al suo stato rilassato o neutrale, ponendo anche fine allo stress che la mente trasferisce sulle ghiandole surrenali. La guarigione dai ricordi di tipo emotivo dovuti allo stress **modifica le connessioni neuronali non salutari** nel cervello creandone di più salutari, per mezzo della neuroplasticità, che è la capacità del cervello di creare nuove connessioni neuronali. Tali cambiamenti alterano le interpretazioni emotive dei vostri vecchi ricordi stressanti, permettendovi di avere più emozioni positive e di guardare alla vita da una prospettiva più salutare in modo più duraturo.

Gli esercizi contenuti in questo capitolo vi aiutano a risolvere situazioni stressanti che derivano dal vostro passato, permettono al vostro cervello, grazie alla neuroplasticità, di sostituire emozioni negative o stressanti con emozioni e modelli di pensiero più salutari. Questo porta a una riduzione del trauma e dello stress. Quando fate questi esercizi, ricordate di abbassare anche lo stato di infiammazione e guarire il vostro corpo, come descritto nella seconda parte di questo testo. **L'infiammazione e lo squilibrio ormonale** (cfr. parte 2) **fanno diminuire la capacità del cervello di creare connessioni neuronali più salutari,** rendendo difficile per voi sentirvi bene a livello emotivo anche se cercate di restare positivi mentre fate gli esercizi.

La pratica quotidiana di questi esercizi ridurrà la vostra predisposizione allo stress, all'ansia, alla depressione e ai pensieri negativi. La vostra mente inizierà a sentirsi al sicuro. Quando la vostra mente si sente al sicuro iniziate a rilassarvi e ad aprirvi maggiormente a sensazioni di felicità. Inoltre, avere una mente positiva e rilassata vi aiuta ad aspettarvi più esperienze positive e questo cambia il vostro modo di approcciarvi alla vita e attira situazioni migliori. La vostra felicità globale sarà quindi un risultato della **guarigione interna** delle vostre percezioni ed emozioni e non la conseguenza di un cambiamento delle circostanze esterne.

Ognuno di questi esercizi può essere eseguito separatamente o insieme agli altri e alcuni possono essere svolti quotidianamente. Vi suggerisco caldamente di provarli tutti e di fare con regolarità quelli quotidiani. Mi raccomando di svolgerli con impegno per poterne trarre tutti i benefici.

Sviluppare la resistenza emotiva

Potete fare i seguenti esercizi quotidianamente per sviluppare una mentalità positiva e una migliore resistenza emotiva.

Fateli di frequente, specialmente quando state attraversando momenti difficili, e prestate attenzione ai cambiamenti!

Ciò che è andato bene il giorno precedente

Le ricerche dimostrano che ricordare e scrivere ciò che è andato bene durante la giornata aumenta la felicità più a lungo termine. Personalmente, faccio questo esercizio la mattina, a letto, e lo facevo in particolare nel periodo in cui mi svegliavo con un terribile senso di paura, disperazione e tristezza. Ricordare e scrivere esperienze positive aiuta il vostro cervello a riconoscere che le esperienze positive fanno davvero parte della vostra vita e che non deve cambiare molto perché possiate sentirvi bene ogni giorno. Scrivere e focalizzarsi quotidianamente sulle proprie esperienze positive, inoltre, interrompe lo schema di pensieri e convinzioni negative e porta a capire che ci si può sentire bene per la maggior parte del tempo.

Al termine della giornata e ogni mattina al risveglio ricordate mentalmente o scrivete quello che avete raggiunto o è andato bene durante la giornata e il giorno precedente; potrebbe essere l'aver portato a termine un compito, essere riusciti a fare attività fisica, essere usciti con un amico, essersi fatti una risata o persino aver ricevuto un sorriso da qualcuno. Individuate almeno otto circostanze che sono andate bene per voi o vi hanno resi felici. Provate ora. Impiegate venti minuti del vostro tempo a scrivere tutto ciò che negli ultimi due giorni vi è andato bene o non vi è andato male. Vi ho lasciato dello spazio appositamente.

Darsi il permesso di guarire

Molti dei nostri problemi emotivi derivano in realtà dal fatto che inconsciamente non ci permettiamo di stare meglio, perché facciamo resistenza al cambiamento. Molti di noi **non sono disposti a lasciar andare** determinate idee o emozioni a cui sono abituati. Potreste anche non essere consapevoli di questo meccanismo. Ho inventato un esercizio che vi permette di vincere alcune di queste resistenze inconsce. Lo ho usato con successo quando ho lavorato con le vittime dell'attacco terroristico al centro commerciale Westgate in Kenya e addirittura dopo una tale esperienza traumatica ho visto l'ansia delle persone lentamente andar via, il loro respiro cambiare e il loro trauma e la loro tensione mutare in uno sguardo e un sorriso di sollievo. Se eseguito nel modo corretto è un esercizio molto potente.

Desidererei iniziaste un esercizio giornaliero in cui dite a voi stessi: *"È sicuro… (essere felici, sentirsi in questo modo, lasciar andare, guarire, sentirsi forti, essere innamorati, ecc.)"*, oppure *"Va bene…"* e sentite cosa avviene dentro di voi mentre alcuni dei vostri pensieri limitanti iniziano a emergere. Questo è un esercizio potente che potete fare ogni volta che avvertite qualsiasi disagio emotivo. L'ho fatto molte volte e mi sono sempre sorpreso nello scoprire quanti pensieri mi avevano ostacolato senza che me ne rendessi conto.

Ogni volta che provate questo esercizio, cercate in voi stessi ciò che vi piacerebbe sentire oppure ciò che vi crea problemi, e dite *"È bello…"*, aggiungete la parola *"talvolta"* oppure *"una volta ogni tanto"* dopo la vostra frase. Questo aiuta la vostra mente ad accettare con più facilità le vostre frasi.

Anche se sentite qualcosa di negativo e non sapete quale convinzione vi stia ostacolando, provate a dire *"È sicuro sentirsi in questo modo e guarire"* e improvvisamente vi darete il permesso di lasciar andare la vostra lotta interiore e provare un senso di sollievo e forza interiore. Vi elenco alcune frasi che possono aiutarvi; fate caso a come vi sentite dopo aver detto ognuna di esse. Se sentite emergere qualche resistenza o emozione, accettate queste sensazioni e permettete che cambino mentre meditate sui vostri intenti positivi.

"È sicuro (va bene) sentirsi bene ogni tanto"

"È sicuro (va bene) essere di nuovo felici"

"È sicuro (va bene) essere ricchi e di successo, ogni tanto"

"È sicuro (va bene) sentirsi bene con queste sensazioni a volte"

"È sicuro (va bene) essere di nuovo innamorati o amare di nuovo una persona, ogni tanto"

"È sicuro (va bene) sentirsi di nuovo forti"

"È sicuro (va bene) provare di nuovo amore per me stesso una volta ogni tanto"

"È sicuro (va bene) sentirsi così a volte"

"È sicuro (va bene) sorridere di nuovo a me stesso una volta ogni tanto"

"È sicuro (va bene) sentirsi di nuovo importanti, una volta ogni tanto"

"È sicuro (va bene) amarmi di nuovo, ogni tanto"

Essere grati

Un tempo facevo fatica a comprendere cosa significasse *essere grati*. Pensavo di provare gratitudine perché effettivamente non criticavo nulla nella vita. Pensavo che in qualche parte remota di me io fossi già grato. Tuttavia, col risvegliarsi della mia consapevolezza iniziai a realizzare che essere grati significa apprezzare pienamente e attivamente sensazioni e dettagli specifici di persone, cose o eventi. Si tratta di una gratitudine sentita dal profondo del cuore e non una sensazione che si crede di provare. Essere grati non sottrae tempo prezioso alle cose importanti nella vita, ma al contrario restituisce tempo importante per sentire ciò che c'è di realmente prezioso nella vostra vita.

Provare gratitudine è un modo potente di migliorare il proprio benessere emotivo. Gli studi dimostrano che le persone che provano gratitudine sono **meno stressate e depresse**. Se al mattino vi svegliate con un senso di ansia o paura, dedicate alcuni istanti a sentirvi grati per tutto ciò che potete e ripercorrete mentalmente tutto ciò che il giorno precedente vi è andato bene, non vi è andato male, o vi ha fatto sorridere o rilassare. Ogni giorno scrivete dieci cose per cui siete grati. Quando vi svegliate, ringraziate per la meravigliosa giornata e ringraziate per almeno cinque cose cui siete o potete essere grati. Pensate anche se c'è qualcuno che avreste potuto ringraziare e non lo avete fatto. Se qualcuno in passato è stato gentile con voi, ringraziatelo verbalmente o nella vostra mente, se non potete fare altrimenti, anche se è passato molto tempo dall'ultimo volta che lo avete visto.

Anziché pensare a ciò che non è andato bene nella vostra vita oppure a ciò che ancora non avete realizzato, pensate a quanto volevate alcune cose che ora avete, riconoscete che adesso fanno parte della vostra vita e apprezzatelo. Persino nelle circostanze più difficili, quando non sembra esserci nulla di positivo, trovate una cosa per cui essere grati, anche non correlata alla situazione difficile che state vivendo. Cercare gli aspetti positivi delle situazioni difficili **trasforma il vostro modo di rispondere alla vita** e vi dà il coraggio di essere più intraprendenti e di creare dei cambiamenti positivi per voi stessi. Esercitarsi a fare questo ogni giorno, con regolarità, infonderà emozioni e pensieri positivi nella vostra mente, in modo da ridurre le probabilità di cadere in pensieri e sensazioni negative.

Prendete **l'impegno** con voi stessi **per i prossimi sette giorni** di immaginare solo cosa va bene e cosa è andato bene e di farlo nell'arco della giornata indipendentemente da quello che succede. Se siete stressati o state vivendo una situazione stressante, fermatevi un attimo e pensate alle cose per cui siete grati o a cosa è andato bene il giorno prima o sta andando bene nel corso della vostra vita. Possono essere cose semplici come *"ho un letto su cui dormire"*, *"ho guadagnato un po' di denaro"*, *"sono grato di essere al mondo"* oppure *"ho una famiglia o delle persone che mi vogliono bene"*. Col tempo la vostra mente avrà automaticamente più pensieri positivi a cui pensare e si allontanerà dai pensieri stressanti e dalle emozioni dolorose. Ora scrivete nello spazio che ho lasciato per voi circa dieci cose per cui siete grati:

Sviluppare intenzioni positive

"Voler star bene è già una parte dello stare bene" (Seneca)

Talvolta, quando vogliamo dei cambiamenti nella nostra vita ci focalizziamo troppo sulle cose negative di cui vogliamo sbarazzarci. Provate a parlare in modo affermativo di ciò che volete. Non lamentatevi troppo della vostra situazione rafforzando così le sensazioni e i pensieri negativi, bensì affermate ciò che volete, perché questo dà alla vostra mente e al vostro cuore una direzione chiara su cui lavorare. Ad esempio, anziché dire *"Voglio disfarmi della mia tristezza e della mia depressione"* dite frasi quali *"Nella mia vita voglio sentirmi più felice"*. La seconda frase vi aiuta a capire meglio ciò che volete e quali sono i passi necessari per raggiungere i vostri obiettivi. Inoltre, vi rende più consapevoli di **determinate sensazioni o idee** che avete di voi stessi e che non eravate disposti a cambiare. Questa chiarezza aumenta la vostra capacità di intraprendere i passi necessari per indurre cambiamenti positivi nella vostra vita. Scrivete almeno dieci frasi affermative di cambiamento per voi stessi e leggetele ad alta voce almeno una volta al giorno o ogni volta che vi sentite tristi.

Sono qui riportate alcune frasi affermative di cambiamento che vi aiuteranno a iniziare:

- Nella mia vita voglio sentirmi più calmo (anziché dire *"Voglio sentirmi meno ansioso"*)

- Voglio sorridere più spesso

- Voglio avere più pensieri positivi

- Voglio essere e sentirmi felice

- Voglio ridere di più

- Voglio avere una relazione felice e che mi faccia bene

- Voglio sentirmi libero e felice

- Voglio avere pensieri positivi riguardo al futuro

- Al mattino voglio sentirmi rigenerato

- Voglio sentirmi economicamente libero

- Voglio essere più felice con me stesso, voglio pensare a me stesso e sorridere

- Voglio sentirmi sicuro di me stesso

- Voglio guarire dalla mia situazione

Siate specifici riguardo ai vostri obiettivi e vostri desideri. Ora scrivetene alcuni. Sforzatevi, esplorate, divertitevi e sentite realmente le cose che volete! All'inizio potrebbe essere difficile individuare precisamente ciò che volete, tuttavia, facendo questo esercizio, emergerà un senso di chiarezza e sarà più semplice immaginare cio che veramente vi fa sentire meglio. Dopo un po' inizierete automaticamente a lasciar andare la tristezza, la disperazione e gli altri schemi di pensieri negativi e sarete in grado di focalizzarvi maggiormente sulle emozioni e sui pensieri positivi.

Meditazioni efficaci

"Natura, tempo e pazienza sono tre grandi medici" (H.G. Bohn)

Nella mia vita c'è stato un periodo in cui ero estremamente stressato, confuso e indeciso e non capivo ciò che veramente volevo per me stesso. Andai da diversi terapisti e tutti mi aiutarono un po', ma nulla riuscì a fermare la confusione o a darmi un senso di pace fino a quando iniziai a meditare. Per quanto possa sembrare una cosa semplice, è stato uno dei doni più potenti che potessi fare a me stesso. Mi aiutò a collegarmi ad una verità interiore che sembrava davvero appartenermi, mi dette tanto autocontrollo, sicurezza nel prendere decisioni e capacità di comprendere ciò che realmente volevo per me stesso.

La maggior parte delle persone ha un proprio modo di meditare, ma alcuni trovano piuttosto difficile farlo. Di seguito troverete descritte alcune semplici tecniche. Anziché provare a fare un'unica lunga meditazione è più terapeutico fare **meditazioni più brevi**, anche di soli cinque minuti l'una, **frequentemente nell'arco della giornata**. La meditazione aiuta a sviluppare pensieri positivi e prendere decisioni più razionali. La meditazione quotidiana migliora i livelli dei neurotrasmettitori nel cervello e lo stato d'animo, riduce l'ansia, aiuta a risolvere i problemi emotivi più profondi e a connettersi con il proprio io più elevato e spirituale.

Una meditazione semplice

- Sedetevi in posizione comoda, su un cuscino sul pavimento o su una sedia, con la schiena diritta e le mani poggiate sulle cosce, con i palmi rivolti verso l'alto.

- Unite la punta dei pollici a quella degli indici. Chiudete gli occhi delicatamente e spostate l'attenzione della vostra mente sul vostro respiro, lasciando che segua il suo ritmo naturale.

- Immaginate che il vostro respiro sia composto di luce bianca e amore. Questa luce e questo amore **permeano ogni cellula** del vostro corpo, facendo guarire ogni parte di voi, compresi i pensieri e le emozioni.

- Meditate in un ambiente calmo, pulito e ordinato, preferibilmente vicino a delle piante o nella natura. Condividete la vostra luce e il vostro amore con le piante che avete intorno e immaginate che le piante condividano la propria luce e il proprio amore con voi. Questo aumenta la quantità di energia positiva che ricevete dall'ambiente.

- Meditate per almeno due minuti ogni volta che ne avete la possibilità e lentamente andate ad aumentare fino a dieci minuti o più.

- Se durante la meditazione la vostra mente si affolla di pensieri, non tentate di scacciarli e non giudicateli. Mentre fate questo, notate quali reazioni suscitano in voi e permettete a queste reazioni di manifestarsi senza combatterle. Lasciate sparire delicatamente questi pensieri e tornate alla vostra visualizzazione. Permettere ai vostri pensieri e alle vostre sensazioni di andare e venire durante la meditazione, sviluppa armonia e pazienza nella vostra mente e vi aiuta a sentirvi più a vostro agio e sicuri di voi stessi. Così i vostri pensieri avranno meno potere di creare stress nel vostro corpo.

- Altre forme di meditazione, oltre al focalizzarsi sul respiro, comprendono il visualizzare varie immagini, come una luce dorata al centro della propria fronte, una fiamma di candela, l'oceano, il cielo o la natura.

Un altro modo di meditare consiste nel visualizzare parole quali gioia, amore, perdono e pace. **Sorridere e meditare su parole positive** può portare grande conforto. Chiudete gli occhi e immaginate la parola gioia e lasciate andare le vostre sensazioni. Sorridete, quando ricordate di farlo, e rilassatevi, restando nella sensazione della gioia.

Meditare ogni giorno crea armonia nel cuore e vi sentirete meno disturbati da situazioni stressanti. Essere positivi vi risulterà sempre più naturale e inizierete a sentirvi più a vostro agio con voi stessi.

Perdono, delusioni e aspettative

Il perdono a volte può essere difficile. La maggior parte di noi, anche quando si impegna a perdonare, continua a sentirsi ferito o deluso. Questo è normale. Pur sapendo che può farci bene perdonare qualcuno o qualcosa, la nostra mente potrebbe non essere pronta a lasciar andare o a dimenticare. A volte dire *"ti perdono"* a qualcuno ci lascia comunque con la sensazione che sia avvenuto qualcosa di spiacevole o sbagliato e che la persona in questione ne sia responsabile o sia colpevole.

Grazie alla mia formazione come operatore di costellazioni familiari, ho trovato un modo alternativo, più umile e completo, per dire *"ti perdono"*. Consiste nel dire *"mi dispiace che mi sia successo questo con te"* oppure *"mi dispiace che ci sia successo questo"* o frasi simili. Dirlo in questo modo permettete di accettare e lasciar andare la situazione in modo più completo e pacifico. Inoltre, elimina il concetto di colpa e non vi lascia con un falso senso di superiorità. Provate. Anche se non vi sentite di perdonare qualcuno che vi ha ferito o deluso, provate con queste parole, o di persona o nella vostra mente, e notate cosa succede. Il perdono libera la vostra mente da energie e pensieri negativi e da attribuzioni di colpa. Vi permette di andare avanti in modo più sereno e positivo.

Il risentimento e la delusione affliggono la mente, rendono più negativi e impediscono di vivere la vita in modo più positivo. Allo stesso modo, le aspettative non soddisfatte possono essere una grande fonte di energie depressive inconsce. Secondo alcuni terapeuti, le aspettative non soddisfatte e le delusioni, in particolar modo quelle legate ai propri genitori, possono essere una fonte di depressione cronica senza che uno se ne renda conto. Pensate a tutte le aspettative non soddisfatte e a tutte le volte in cui qualcuno vi ha deluso. Indipendentemente dal motivo per cui vi sentite così, provate chiedervi se provate rabbia, risentimento, delusione o tristezza riguardo a qualche ricordo. Adesso lasciate andare veramente le aspettative o le delusioni e dite la frase del perdono, *"mi dispiace che sia successo questo…"*, rivolta a tutti questi ricordi. Sforzatevi davvero ad allontanarvi da questa energia stagnante che vi trattiene dal vivere la vita e sorridere a voi stessi abbastanza spesso. Dite *"è sicuro lasciar andare"*, *"è sicuro sentirsi in questo modo"* oppure *"è sicuro sentire il perdono, a volte"*, o qualunque altra frase che vi liberi dalla morsa del risentimento e della delusione. Quando riuscirete ad allontanarvi da queste sensazioni, nel vostro cervello si creeranno nuove connessioni neuronali e si libererà uno spazio mentale per accogliere più pensieri e sensazioni positive.

Emotional Freedom Techinques (EFT)

Sviluppata da Gary Craig, la EFT (nota anche come tapping[5]) è uno dei metodi di crescita più veloce che le persone utilizzano per trovare sollievo dai problemi emotivi. Nella EFT si fanno delle **affermazioni** riguardo alle proprie sensazioni e si **picchietta su specifici punti di agopuntura** del proprio corpo. Anche se inizialmente questa tecnica può sembrarvi strana, porta immediatamente un sollievo emotivo significativo e trasforma convinzioni e percezioni negative in esperienze più positive.

- Per eseguire la EFT, scegliete un'emozione o un'esperienza che vi risulta difficile da gestire e che volete far diventare più positiva.

- Usando la punta delle dita della mano destra, picchiettate sulla parte esterna del palmo sinistro sotto al mignolo (zona definita *"punto karate"*) mentre dite la frase seguente tre volte: *"Anche se …* (dite ora il vostro problema, ad esempio *"sono ferito dall'arroganza del mio partner nei miei confronti"* oppure *"mi sento proprio depresso in questo momento"*), *mi amo, mi accetto e mi rispetto profondamente e completamente"*.

---

[5] La parola tapping proviene da *"to tap"*, che significa "picchiettare". (*N.d.T.*)

- Abbreviate poi la frase iniziale in una frase riassuntiva (ad esempio, la prima frase citata può divenire *"Ferita dall'arroganza di Stefano"*) e picchiettate almeno tre volte sui seguenti punti del vostro corpo mentre dite la versione abbreviata della vostra frase iniziale:

1. Sulla sommità della testa

2. Sul sopracciglio, nella parte più vicina al naso, sull'osso (è indifferente se occhio destro o sinistro)

3. Nel lato esterno dell'occhio, sull'osso

4. Sotto l'occhio, sull'osso

5. Sopra il labbro, sotto al naso

6. Sopra il mento, sotto il labbro inferiore

7. Sulla parte interna della clavicola

8. Sulla quarta costola, sotto il petto

9. Sotto l'ascella, sul lato delle costole

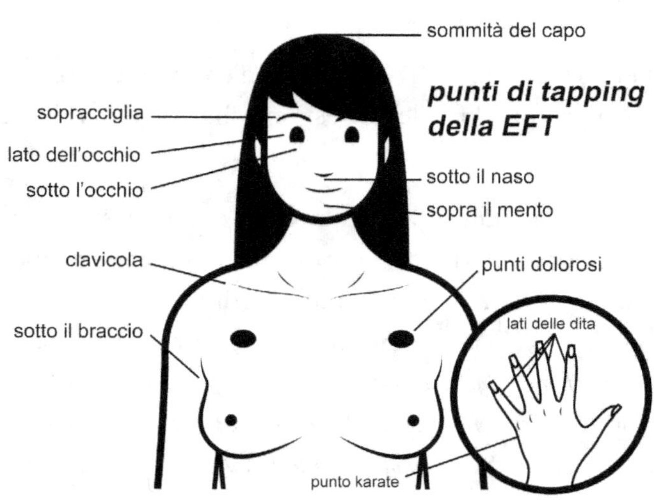

Potreste avvertire un cambiamento di consapevolezza rispetto alle vostre sensazioni e potete **cambiare la frase in modo che sia in linea con le nuove sensazioni**. Ad esempio, continuando a picchiettare, potreste dire *"meno depresso"* o *"mi sento sollevato"*. Quando raggiungete il punto finale della sequenza, ovvero quello sotto l'ascella, cominciate daccapo se vi è rimasta ancora qualche sensazione negativa. Cambiate le frasi, in modo che siano il più possibile aderenti alle nuove sensazioni che provate. Questa è una versione semplificata della EFT. Su internet potete trovare maggiori dettagli e anche manuali gratuiti di EFT.

La bellezza della EFT è che usa i punti dell'agopuntura e le affermazioni positive per creare nuove connessioni neuronali nel cervello e risolve i modelli emotivi che perdurano (EHP) apportando con facilità dei benefici a lungo termine.

Guarire dal rimuginare

"A volte la tua gioia è la fonte del tuo sorriso, ma a volte il tuo sorriso può essere la fonte della tua gioia"
(Thich Nhat Hanh)

Si rimugina quando si passa del tempo a pensare in modo negativo ai propri problemi, riflettendo su sé stessi con altrettanta negatività, focalizzandosi su sensazioni legate a situazioni negative della propria vita, o pensando a come si sarebbe potuto agire in modo diverso. Il rimuginare spesso riguarda anche pensieri legati a paura, preoccupazione, rimorso, senso di colpa e vergogna, che **non sono orientati verso una soluzione e un andare avanti**. Rimuginare stressa il cervello e fa peggiorare l'ansia e la depressione, impedendo anche di dedicarsi a pensieri, conversazioni, relazioni e attività più salutari, che eviterebbero sensazioni negative. La cosa triste è che le persone stressate, ansiose, stanche e depresse fanno più fatica delle altre a smettere di rimuginare e a far diventare i propri pensieri più positivi, rendendo il tutto un circolo vizioso.

Si rimugina quando la mente non ha risolto o non riesce del tutto a risolvere un'esperienza difficile a livello emotivo. Il counseling, in particolar modo la psicoterapia, fa diminuire il rimuginare, aiutando ad affrontare l'esperienza in questione. Condividendo le proprie sensazioni con un terapista e rilasciando emozioni difficili, il cervello crea **nuovi connessioni neuronali** che sono **meno intense emotivamente**. Questa guarigione permette di sentirsi più felici e avere pensieri più salutari.

Il rimuginare talvolta è difficile da vincere, perché è legato a schemi di pensiero assunti per tentare di risolvere problemi rilevanti nella propria vita. Pur volendolo fare, si potrebbe provare ansia nello smettere di rimuginare, avendo l'impressione di lasciare i propri problemi irrisolti e di essere quindi vulnerabili rispetto alla situazione difficile in questione. Con il tempo e la pratica si arriverà ad essere così tranquilli da smettere di rimuginare e focalizzarsi sulle cose piacevoli.

Se il counseling non fa per voi, c'è un altro modo di sconfiggere il rimuginare. Innanzitutto dovete riconoscere che fa aumentare lo stress mentale e la depressione e non risolve molto. Poi pensate alle cose su cui tipicamente rimuginate e identificate le situazioni o i momenti in cui lo fate abitualmente (mentre guidate per andare al lavoro, seduti da soli in casa la sera, ecc.). Ogni volta che rimuginate rendetevene conto e **trovate una distrazione** il prima possibile. Di seguito vi propongo alcuni modi per smettere di rimuginare:

Telefonate a un amico, ascoltate la musica, giocate con il vostro animale domestico, andate a fare shopping e fate una conversazione con i commessi del negozio o con uno sconosciuto. Se potete, parlate delle vostre sensazioni con un amico per avere un'altra prospettiva riguardo ai vostri problemi e delle possibili soluzioni.

Fate tutti gli altri esercizi descritti in questo capitolo. Scrivete i vostri pensieri per cinque minuti filati, senza togliere la penna dal foglio. Scrivere liberamente in questo modo rilascia le emozioni e crea percorsi neuronali più salutari nel vostro cervello. Resettando i percorsi neuronali, il cervello perde una parte della sua tendenza a rimuginare, perché con il rilascio delle emozioni cambia il contesto emotivo dei ricordi.

Iniziate a fare sempre affermazioni positive. Le frasi affermative interrompono il ciclo dei pensieri negativi e aiutano a iniziare a credere che ci si possa sentire bene. Quando vi aprite a possibilità più positive la vostra mente diventa più motivata e vi sentirete meglio sempre più spesso. Dite a voi stessi cose quali *"sono felice, fortunato, forte e benedetto"*, *"ogni giorno mi accadono cose belle"*, *"la mia vita sta migliorando sempre di più, giorno dopo giorno"*, *"mi sento bene dentro"*, *"va bene sentirsi così"*, *"ti amo* (a voi stessi nello specchio)", *"sei importante* (a voi stessi nello specchio)", *"queste cose possono succedere e va bene"*, *"va bene perdonarmi ogni tanto"*. Anche se al momento non credete o percepite l'essenza di queste frasi, continuate a dirle perché focalizzarsi su affermazioni positive, anziché rimuginare su pensieri negativi, fa provare meno stress al cervello, che lentamente inizia a creare connessioni neuronali sempre più salutari.

Fate un rapido set di addominali e flessioni, correte sul posto, lavate i piatti, scrivete quello che dovete fare durante la settimana, andate a fare una breve passeggiata o meditate su pensieri positivi come l'amore, la pace e la gioia. Ritengo che l'esercizio fisico sia uno dei modi migliori per smettere di rimuginare, specialmente se praticato con qualcuno. Il semplice fatto di avere compagnia, anche senza parlare con l'altra persona, permette di relazionarsi con qualcuno anziché preoccuparsi e isolarsi con i propri pensieri.

Evitate il più possibile di mangiare da soli, perché può essere estremamente deprimente. Se non potete fare altrimenti, mangiate ascoltando della musica o esercitandovi a ringraziare per ogni piccola cosa nella vostra vita, compreso ogni boccone di cibo. Gli studi dimostrano che essere grati riduce il progredire della depressione. In un albergo in cui sono stato, in India, su ogni tavola a cui era seduta una persona sola c'era una vaschetta in cui nuotava un pesce rosso.

Fate qualunque cosa che non sia pensare ai vostri problemi in modo negativo, anche se questo vuol dire dipingere, sorridere alle nuvole, parlare ad un albero o ridere da soli.

Portare a termine piccoli compiti

Troppo spesso quando siamo depressi lasciamo incompiute molte attività gettando la nostra vita nel caos, perché una persona depressa ha poca voglia di agire. Continuiamo a pensare a ciò che non abbiamo portato a termine utilizzando molta energia inconscia. **In questo modo perdiamo energia** e il procrastinare diventa un'abitudine contro la quale lottiamo. Il problema è che più compiti si lasciano incompiuti, più la vita sembra opprimente e ci si scoraggia dal portare a termine le cose, quindi ci si deprime ulteriormente.

Portando a termine piccoli compiti come il pulire la propria stanza da letto, pagare una bolletta, scrivere un'e-mail o portare il proprio cane a fare una passeggiata, la mente **avverte un senso di realizzazione**, soddisfazione e piacere. Frequenti esperienze di realizzazione, piacere e soddisfazione fanno aumentare la fiducia in sé stessi e danno maggiore motivazione ad agire ed eseguire altri compiti diventa più facile. Se vi sentite bloccati abbiate fiducia nell'importanza di portare a termine un piccolo compito e, anche se non ne avete voglia, impegnatevi a completarlo. Basta qualcosa di piccolo come scrivere una lettera, riordinare la stanza, pagare una bolletta, scrivere i propri obiettivi per la settimana (un'attività davvero utile) o chiamare una persona a cui volete bene. Una volta che iniziate ad avvertire la soddisfazione di piccole realizzazioni e a capire che procrastinare in realtà significa evitare di correre il rischio di cambiare, vi sentirete motivati a fare di più per la vostra vita. Iniziate con un compito per volta, a partire da adesso!

Guarire il passato

Il successivo gruppo di esercizi aiuta a rilasciare i traumi dalla vostra mente, vecchi o recenti che siano, in modo che possiate liberarla per divenire più presenti e godere la vita appieno. Provate a non traumatizzarvi di nuovo quando pensate ad alcuni vecchi ricordi. Siate delicati con voi stessi e se alcuni di questi ricordi sono troppo difficili da affrontare da soli cercate l'aiuto di professionisti.

Diario di guarigione e rilascio delle esperienze in ordine cronologico

Talvolta avere una prospettiva globale delle nostre esperienze nel corso della vita aiuta a guarire molte delle nostre convinzioni e sensazioni. Questo esercizio consiste nel fare uno schema degli eventi importanti della vostra vita in ordine cronologico, dalla nascita ad oggi. Potete usare lo schema che ho preparato per voi. A sinistra, in ordine cronologico, fate una lista delle esperienze di tipo fisico che hanno avuto un impatto significativo su di voi. A destra, scrivete tutte le esperienze di tipo emotivo che vi hanno fatto provare vergogna, paura, senso di colpa, che vi hanno fatto sentire traumatizzati, stressati, indesiderati o provare qualsiasi altra sensazione di disagio. Anche se pensate che queste esperienze siano irrilevanti per voi oggi scrivetele comunque, perché quando sono successe hanno avuto un impatto su di voi, per quanto piccolo.

A questo punto, iniziando dalla più recente esperienza di tipo emotivo, scrivete ininterrottamente qualunque cosa vi venga in mente riguardo a questo episodio. **Scrivete per quindici minuti**, senza fermarvi. Continuate a scrivere anche se quello che state scrivendo non ha senso. Questo esercizio aiuta a **rilasciare emozioni intrappolate** collegate alle vostre esperienze e aiuta ad osservare la propria vita in modo più chiaro e calmo. Fatelo per un massimo di due esperienze passate al giorno, non di più, perché sovraccaricare la mente con troppo lavoro sulle emozioni ostacola la risoluzione completa.

Potreste aver necessità di ripetere l'esercizio per determinati eventi che richiedono più tempo per la loro risoluzione. Prendetevi il giusto tempo nel vostro viaggio di guarigione. Siate pazienti con voi stessi. Non giudicate ciò che scrivete su carta. Continuate a scrivere per qualche settimana o mese e notate quanto vi sentite meglio man mano che migliora la prospettiva con cui guardate la vostra vita.

Nascita

Eventi di tipo fisico   Eventi di tipo emotivo

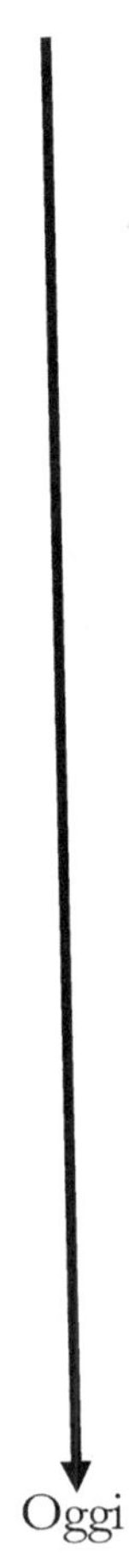

Oggi

Controllo del respiro e ricordi passati

Questo è un esercizio che ho inventato e trovo che funzioni molto bene. Se avete un ricordo stressante o negativo vi invito a connettervi ad esso con la mente. Mentre immaginate voi stessi in quella situazione notate come respirate. Iniziate a rilassare il vostro respiro restando sempre concentrati su quel ricordo. Permettete alla vostra mente e alle vostre emozioni di cambiare mentre continuate a calmare il vostro respiro. Abbiate fiducia in questo processo e accettate qualsiasi cambiamento avvenga. Fate questo esercizio per ogni esperienza che avete scritto nel vostro diario di guarigione e notate quanto vi sentite diversi. Anche se sembra un esercizio molto semplice, lo trovo molto utile nell'aiutare il cervello a riorganizzare alcuni dei ricordi disturbanti che ci portiamo dietro.

Cambiate la vostra storia

Nella vita spesso creiamo delle storie riguardo noi stessi. Facciamo questo, ad esempio, con frasi come *"non mi sono ancora ripreso da quando la mia fidanzata mi ha lasciato"* oppure *"mi sento vittima di ciò che è avvenuto e non è stato giusto"* oppure *"ero troppo timido da piccolo quindi non ho mai avuto abbastanza amici a scuola"* o altre simili con le quali continuiamo a identificarci. Identificandovi con storie che io definisco di vittimismo o di impotenza, **continuate a comportarvi come se queste avessero ancora un effetto su di voi** e diventa difficile avere comportamenti più salutari e più funzionali se non iniziate a cambiare la vostra storia di voi stessi.

Se **raccontate di nuovo la vostra storia** a voi stessi e a agli altri in un modo diverso ma comunque veritiero, date al vostro cervello la possibilità di cambiare prospettiva e provare un senso di potere sulla situazione, anziché di vittimismo. Questo è uno degli esercizi più potenti e che cambiano la vita che io abbia sperimentato.

Ad esempio, una breve storia della mia infanzia potrebbe essere raccontata di nuovo nel modo seguente:

"Un giorno, in classe, la mia maestra è venuta verso di me ed era molto arrabbiata perché avevo il cestino del pranzo sul banco. Non avevo idea che questo fosse un problema. Lo prese e lo lanciò per terra dall'altro lato della classe e mi sgridò. Provai molta vergogna e terrore e da quel momento ebbi paura di lei".

Nella mia mente posso osservare gli eventi al rallentatore, in modo che il mio cervello possa elaborare meglio ogni parte:

"Ero seduto al mio banco quando improvvisamente la mia maestra iniziò a camminare verso il mio banco ed era arrabbiata con me per qualcosa. Non sono completamente sicuro del motivo. Arrabbiata, prese il mio cestino del pranzo e lo lanciò sul pavimento. Mi vergognavo ed ero confuso e penso che il problema fosse il cestino del pranzo sul banco, ma non ne sono ancora del tutto certo".

Scomponendo questa esperienza in piccole parti, riesco a vedere chiaramente che forse l'insegnante non era arrabbiata solo con me, ma era una persona che provava molta rabbia, in generale. Posso anche alleggerire ulteriormente la storia con un po' di umorismo:

"La mia insegnante era una donna molto severa e arrabbiata e tutti gli studenti ne avevano paura. Addirittura un giorno è venuta da me e ha lanciato il mio cestino del pranzo sul pavimento della classe e mi ha sgridato. Ero scioccato e tutti gli studenti erano sorpresi, anche se sapevamo che era un comportamento tipico di lei".

Nel raccontare di nuovo la storia quest'ultima volta realizzo che molti studenti avevano paura di lei e che forse era una donna arrabbiata, in generale. Do a me stesso possibilità di sentirmi meno in colpa e vergognarmi meno per tutta la situazione, perché tutti avevano paura di lei e la sua rabbia non era solo diretta verso di me. Sento improvvisamente il sostegno di tutta la classe. È possibile che la mia insegnante non sapesse comportarsi in modo appropriato con i ragazzi e non sapesse gestire bene le proprie emozioni. Appena realizzo la genericità della sua rabbia, avverto un lieve cambiamento nel corpo, dove ero rimasto attaccato alla paura proveniente dal mio passato e ora mi sento meno minacciato dal ricordo di quella donna.

Potrebbero essere necessari molti tentativi per sentirvi meno influenzati a livello emotivo dalla vostra storia, e questo va bene. Ogni volta che sentite un piccolo cambiamento nella vostra consapevolezza o nelle sensazioni che provate, il vostro cervello sta recuperando dall'evento. Potete anche scrivere la vostra storia più volte in modo diverso e porre attenzione ai cambiamenti nella consapevolezza da soli, ma sarebbe meglio farlo con qualcuno, per lo scambio energetico che si ottiene con la condivisione. Si può anche fare in un gruppo di cinque o più persone, nel quale ognuno racconta di nuovo la propria storia a persone diverse in modo diverso. Esercitatevi a riscrivere uno dei vostri ricordi un paio di volte e notate se sentite qualche differenza:

Immaginare esperienze positive

Un altro esercizio per risolvere il trauma di tipo emotivo legato a un evento consiste nell'immaginare che sia avvenuto su un palcoscenico o uno schermo televisivo e che voi siate uno spettatore del pubblico. Quando guardate l'evento, immaginate che si verifichi in modo leggermente diverso. Usate la vostra mente per aggiungere dettagli che possano esservi d'aiuto o esiti più positivi.

Ad esempio, per guarire da un evento del mio passato in cui sono stato maltrattato a livello emotivo da una persona, immagino quest'ultima sullo schermo mentre distoglie brevemente lo sguardo da me e rivolge la sua attenzione altrove. Questo diminuisce il suo impatto su di me e mi aiuta a respirare un po' più profondamente. Continuando l'esercizio nel tempo, potrei essere pronto a immaginare questa persona che ogni tanto si allontana. Questo mi dà ancora più tempo per respirare e aiuta il mio cervello a rielaborare l'evento in un modo più rilassato. Svolgere questo esercizio molte volte fa creare nuove connessioni neuronali nel cervello e cambiare le emozioni riguardanti i ricordi stressanti, impedendo pertanto al cervello di causare uno stress continuo alle vostre ghiandole surrenali.

Un altro ricordo che ho guarito in questo modo risale a quando non riuscivo a superare il dolore intenso per essermi lasciato con la mia fidanzata. L'ultima fase della nostra relazione era stata un lungo e doloroso periodo di rifiuti e discussioni. Ciò che feci per diminuire l'intensità del mio dolore fu di immaginarla sullo schermo che mi sorrideva ogni tanto durante i nostri momenti difficili. Facendo questo, il dolore ancora presente nella mia mente diminuì e iniziai anche a sorridere un po'. Come vedete, non è necessario cambiare l'intero ricordo; l'ho cambiato abbastanza poco da farlo rimanere ancora credibile nella mia mente. Continuando questo esercizio, sono riuscito a risolvere il dolore e i problemi di autostima che erano derivati da questo evento e a intraprendere una relazione sana con un'altra persona.

Un terzo esempio è il ricordo di un insegnante che era davvero cattivo con me quando ero bambino. Quando lo visualizzo sullo schermo, furioso, che grida contro di me, immagino un uccello che si posa sulla sua spalla. Automaticamente, questo fa spostare l'attenzione del mio cervello dalla sua rabbia e dal suo sguardo minaccioso ad un'immagine delicata e più adatta a un bambino. Potrei anche immaginare i miei genitori o un altro adulto che vanno a parlargli per proteggermi. Anche questo ridurrebbe l'ansia inconscia legata al mio ricordo. Sentendomi meno minacciato e meno vulnerabile rispetto a questo ricordo, il mio cervello cessa di mandare segnali di stress inconscio alle mie ghiandole surrenali e riguadagno parte della mia forza emotiva.

Facendo questi esercizi inizialmente potreste provare delle emozioni molto intense. Col tempo l'intensità diminuirà perché il vostro cervello avrà scaricato parte dello stress associato ai vostri ricordi. Gli eventi negativi nel vostro passato ostacolano la vostra autenticità e alterano il modo in cui vi comportate con gli altri. Se continuate a vivere la vostra vita in modo compensativo, perpetuate le sensazioni negative che portate dentro di voi. Man mano che risolvete le vostre emozioni legate agli eventi passati, iniziate a sentirvi più sicuri e aperti. La guarigione è un'opportunità per risvegliare un io più libero e gioioso e per interagire con il mondo in modo più positivo. Questo dovrebbe portare una salute migliore ed esperienze più positive.

Ho'oponopono

L'ho'oponopono è un'antica pratica hawaiana di perdono e amore per la propria parte interiore che soffre per un trauma o un evento disturbante. Questa pratica divenne famosa quando il Dr. Ihaleakala Hew Len, alle Hawaii, curò i malati dell'ospedale psichiatrico criminale senza nemmeno vederli. Il dottore studiava le loro cartelle cliniche e lavorava su sé stesso, cercando la parte della sua coscienza che aveva creato la malattia della persona nella sua realtà interiore. Perdonando e amando questa sua parte interiore, il Dr. Len riuscì curare i pazienti di un intero reparto.

Questa sembra una storia inverosimile, ma questo metodo ha funzionato per molte persone ed è basato sul principio secondo il quale il mondo di ognuno di noi è una proiezione di ciò che abbiamo dentro e siamo responsabili di tutto ciò che viviamo nel nostro mondo. Possiamo guarire tutto, assumendoci la totale responsabilità dell'esperienza e guarendo la parte di noi che la crea. Per mettere in pratica l'ho'oponopono, se vi sentite disturbati da una situazione o c'è un trauma del passato che non avete elaborato completamente, entrate in contatto con la parte dentro di voi che si sente ferita o turbata da quella esperienza. Una volta che sentite questa parte di voi, mettete entrambe le mani sul cuore e dite le seguenti parole alla vostra parte stressata con tutto l'amore e la compassione possibile:

"Mi dispiace, ti amo, ti perdono, grazie"

Potete pensare queste parole in silenzio, sussurrarle o dirle ad alta voce. Continuate a ripeterle, indirizzandole alla vostra parte stressata, notate come vi sentite e abbiate fiducia nei cambiamenti che sentite dentro. Fate questo per ogni esperienza che avete scritto nel vostro diario di guarigione, per aiutare a ridurre l'impatto delle emozioni inerenti alle situazioni difficili della vostra vita. Io faccio ho'oponopono per molte situazioni quotidiane ed esperienze passate e spesso noto un cambiamento nelle mie emozioni, nel modo in cui mi relaziono agli altri e nel mio comportamento.

Volontariato

Sapevate che fare volontariato per una nobile causa migliora il benessere emotivo? È proprio così. Io stesso l'ho fatto varie volte e fa davvero stare bene. Gli studi dimostrano che il volontariato allevia la depressione e previene anche le ricadute; aiuta anche a sviluppare abilità sociali, dà la possibilità di conoscere persone nuove, fare amicizia e previene l'isolamento sociale, che è una delle principali cause della depressione e anche un suo risultato. Il volontariato generalmente è un'attività non stressante e gratificante e il sentirsi soddisfatti e apprezzati induce il proprio corpo a produrre endorfine (ormoni del benessere). Dedicate il vostro tempo a una buona causa questo fine settimana o quando avete del tempo libero. Correte questo rischio e trovate l'attività giusta per voi, quella che possa divertirvi e farvi stare a vostro agio. Ad esempio, io ho trascorso un fine settimana a piantare alberi sul Monte Kenya e la domenica spesso porto del cibo a un orfanotrofio per bambini che soffrono di AIDS ed è molto bello perché le risate e gli abbracci dai bambini fanno sentire davvero bene. Questi sono un paio di esempi di ambienti piacevoli in cui si può fare volontariato. Potreste addirittura aiutare qualcuno a cambiare la propria vita in meglio scoprendo un dono che non sapevate nemmeno di avere!

Amici, famiglia e gruppi di sostegno

"Gli amici sono la medicina della vita" – Anonimo

Se soffrite di problemi di tipo emotivo, aprirsi e cercare il sostegno della propria famiglia e degli amici e rivolgersi a gruppi di auto-aiuto può fare una grande differenza. Inizialmente può fare paura, ma parlare dei propri problemi con persone fidate avvia un circolo virtuoso di guarigione e rilascio di emozioni. Potrebbero darvi dei consigli, aver vissuto una situazione simile alla vostra oppure conoscere qualcuno che può aiutarvi. Anche se la prima volta non avete ricevuto tutto l'aiuto di cui avevate bisogno, condividere i vostri problemi con qualcuno vi dà il coraggio di aprirvi e cercare il sostegno di altre persone.

Come amico o familiare di qualcuno che soffre di problemi emotivi, è importante ascoltare con attenzione quando vi esprime le proprie sensazioni, senza essere giudicanti. Mostratevi interessati ai problemi, anziché tentare immediatamente di suggerire soluzioni. Una persona che vi confida le proprie ansie e i propri problemi emotivi si rende vulnerabile con voi. Più ascoltate e permettete a quella persona di sentirsi a proprio agio mentre mostra la propria vulnerabilità, più forte e disponibile a ricevere aiuto diventerà.

Chiedete come potete essere d'aiuto e nel caso che il vostro aiuto venga rifiutato provate a essere pazienti e non giudicanti. Le persone con difficoltà di tipo emotivo spesso fanno fatica a capire quale sarebbe la cosa migliore per loro. Un altro modo in cui potete aiutarli è cercare dei gruppi di meditazione, yoga, crescita personale o di auto-aiuto. Inizialmente potreste anche accompagnarli e partecipare con loro per far sentire il vostro sostegno. Sentirsi sostenuti durante i primi incontri aiuta a superare gli ostacoli in cui molti si imbattono quando cercano aiuto le prime volte.

PARTE II

Una breve introduzione ai neurotrasmettitori

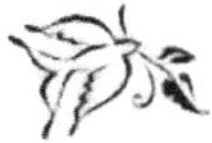

Prima di trattare ciò che contribuisce al benessere emotivo sul piano fisico, è importante comprendere come le sostanze chimiche note come neurotrasmettitori influenzano la salute. Queste sostanze chimiche, nel cervello e in tutto il corpo, hanno un forte impatto sulla salute mentale. È importante sapere che i livelli dei neurotrasmettitori sono controllati da diversi organi e processi nel corpo, non solo dal cervello.

La dopamina è un neurotrasmettitore responsabile del piacere. Aiuta a sentirsi rilassati, motivati, allerta e felici. Se siete **demotivati, non riuscite a concentrarvi o desiderate caffè, cioccolata o altre sostanze stimolanti**, probabilmente avete una carenza di dopamina. Bassi livelli di dopamina sono anche associati a pensieri incoerenti, disturbo da deficit dell'attenzione (ADD), depressione e schizofrenia. La dopamina inoltre regola alcuni processi fisici, tra cui la digestione, il controllo del cuore e dei muscoli e il funzionamento della tiroide.

La nicotina nelle sigarette aumenta la produzione di dopamina ed è il motivo per cui fumare, pur essendo nocivo per la salute, ha un effetto calmante. Un eccesso di dopamina è però dannoso, perché sopprime la serotonina, neurotrasmettitore che migliora lo stato d'animo, mantiene calmi ed è fondamentale nel prevenire ansia, depressione e altri disturbi dell'umore. Poiché il rame aiuta a produrre la dopamina, l'intossicazione da rame, comune in molte persone, causa una sovrapproduzione di dopamina, che riduce i livelli di serotonina, portando a problemi di natura emotiva.

Il GABA (acido gamma-amminobutirrico) è un neurotrasmettitore che calma, migliora il sonno e riduce stress, ansia, attacchi di panico e dolore. Bassi livelli di GABA sono associati a **ansia, attacchi di panico**, paura, difficoltà a dormire, **tensione (sia fisica che emotiva),** esaurimento, sensazione di sopraffazione e voglia di piangere. Potreste avere **desiderio di dolci, carboidrati e alcol** come aiuto a rilassarvi.

La serotonina è un neurotrasmettitore chiave che calma i nervi, riduce la risposta allo stress, aiuta a dormire meglio, dà un senso di rilassatezza e migliora la capacità di provare piacere. La serotonina è prodotta sia dal cervello che dall'intestino tenue ed è il motivo per cui la digestione è così fondamentale per il benessere emotivo. Quando avete un livello basso di serotonina, diminuisce la vostra capacità di provare piacere, siete probabilmente più **depressi, preoccupati o ansiosi.** Potreste avere il **sonno difficile** ed essere più inclini al disordine ossessivo-compulsivo, a pensieri ossessivi, disturbi del sonno, attacchi di panico, **pensieri negativi**, fobie, paura, comportamento aggressivo, irritabilità, forte autocritica, bassa autostima e tendenze suicide. Bassi livelli di serotonina inoltre generano **desiderio di carboidrati** e questo è il motivo per cui molte persone con disturbi legati all'umore spesso desiderano alcuni cibi, mangiano in modo compulsivo o hanno altre abitudini alimentari poco salutari.

La noradrenalina o norepinefrina, è un neurotrasmettitore prodotto dal cervello e dalle ghiandole surrenali. Mantiene **allerta** e **attivi**, velocizza il respiro, restringe i vasi sanguigni, aumenta il battito cardiaco e la pressione sanguigna. È uno dei neurotrasmettitori di attacco o fuga, insieme all'adrenalina. I livelli di noradrenalina dovrebbero diminuire naturalmente quando non è necessario uno stato di allerta o non si devono svolgere attività importanti. Tuttavia, un livello eccessivamente basso è collegato alla depressione. Quando i livelli di noradrenalina rimangono elevati per lungo tempo o quando diventano troppo alti, le persone soffrono di **insonnia** e tendono ad avere sensazioni di paura, panico o ansia. Durante gli attacchi di panico, quando si ha il respiro accelerato e la tachicardia, di solito la noradrenalina e l'adrenalina sono elevate.

Le endorfine aiutano a ridurre il **dolore emotivo** e ad aumentare l'autostima. Agiscono come antidolorifici e vengono esauriti quando si soffre emotivamente o fisicamente e anche quando finisce una storia sentimentale. Un livello basso si manifesta spesso con sensibilità al **dolore fisico ed emotivo**, facilità al pianto, sensazione di risentimento, **desiderio di cibo, droghe e alcol** per lenire il dolore. Anche la dipendenza dal sesso, dall'esercizio fisico e dai comportamenti rischiosi possono essere sintomi di livelli bassi di endorfine. Questi livelli possono aumentare utilizzando **rimedi omeopatici** per **risolvere o rilasciare il dolore di tipo emotivo**, un amminoacido denominato fenilalanina e altri metodi naturopatici trattati in questo libro.

Ghiandole surrenali e benessere emotivo

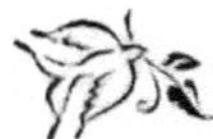

"La salute è il più grande possesso. L'appagamento è il più grande tesoro. La sicurezza è il più grande amico. Il non-essere è la più grande gioia"
(Lao-Tzu)

Ora che ne sapete di più riguardo ai neurotrasmettitori, comprenderete come i diversi organi nel vostro corpo influenzano la vostra salute mentale attraverso la loro influenza sui neurotrasmettitori. Le ghiandole surrenali sono tra gli organi che maggiormente influenzano la salute mentale. Si trovano sopra i reni e aiutano a superare lo stress producendo sostanze chimiche quali cortisolo, noradrenalina e adrenalina.

Durante i periodi stressanti, i surreni hanno un sovraccarico di lavoro e rilasciano una grande quantità di sostanze chimiche, causando molti sintomi fisici. Il cuore batte più velocemente, il respiro diviene accelerato, viene rilasciato più zucchero nel sangue per avere maggiore energia e aumenta l'afflusso di sangue ai muscoli e al cervello per fornire loro più ossigeno ed energia. Questo mantiene il corpo e il cervello in stato di allerta, pronti all'azione. Questo stato è anche noto come risposta di **attacco o fuga**, che gli esseri umani e gli altri animali sviluppano come risposta primaria ai pericoli e alla paura. Questa risposta primaria continua a manifestarsi oggigiorno quando sperimentiamo lo stress.

"Talvolta l'ostinazione si avverte come forza, ma spesso nasconde una vulnerabilità che può essere la paura dell'ignoto o la paura del cambiamento.. Permettetevi di essere liberi e, lentamente, la vostra forza si manifesterà".

Nel mondo attuale, sfortunatamente, siamo sotto costante stress a causa del lavoro, di telefonate, bollette, scadenze, traffico, rumori assordanti, frequenze elettromagnetiche dei computer, relazioni, emozioni irrisolte, costi elevati della vita, perché si fa tardi la notte e altro ancora. Il vostro corpo non distingue questa forma di stress dalla minaccia di un animale che vuole mangiarvi: si tratta di sopravvivenza. Non abbiamo mai una possibilità di staccare. Lo stress costante è innaturale per il nostro corpo e porta le ghiandole surrenali allo sfinimento.

Ci sono anche altri fattori che portano all'esaurimento surrenale: alimentazione errata, mancanza di esercizio fisico, assunzione di caffè per lunghi periodi, eccessivo consumo di zucchero, scarsa gestione dello stress, tossicità ambientale e intossicazione da metalli pesanti (in particolare da rame). L'esaurimento surrenale, detto anche affaticamento surrenale o ipoadrenia, è oggigiorno uno dei disturbi più comuni nella nostra società e probabilmente una delle cause principali di molti problemi cronici di salute, compresa ansia, depressione, affaticamento cronico, scarsa immunità, malattie cardiache, insonnia, calo del desiderio sessuale e problemi alla tiroide

In caso di stress delle ghiandole surrenali il corpo attraversa diverse fasi. Le prime due, denominate fase di allarme e fase di adattamento, si manifestano quando il cortisolo, l'adrenalina e la noradrenalina sono prodotti continuamente in grande quantità per combattere lo stress. Con lo stress prolungato le ghiandole surrenali non si fermano mai e producono continuamente alti livelli di **cortisolo**. Elevate quantità di cortisolo sopprimono gli ormoni del benessere, quali dopamina, serotonina e melatonina. Questo provoca ansia, aumento della paura, palpitazioni, mancanza di sonno e un senso generale di malessere. Inoltre causa squilibrio di zucchero nel sangue, desiderio spasmodico di carboidrati (zucchero), sale e di sostanze stimolanti come il caffè.

L'ultima fase, nota come fase di esaurimento, è quando le ghiandole surrenali sono completamente esaurite e non riescono a regolare la produzione di ormoni. I livelli di **ormoni variano in modo errato** durante il giorno e la notte, raggiungendo a volte dei picchi ma restando molto bassi per la maggior parte del tempo. Questo porta alla depressione, all'affaticamento cronico, a procrastinare, a difficoltà di concentrazione, insonnia, scarsa motivazione, squilibrio della glicemia e malattie croniche. Durante l'affaticamento surrenale, la vostra capacità di lottare contro lo stress è notevolmente ridotta. Ciò significa che quantità minime di stress vi fanno sentire ansiosi o sul punto di piangere e portano ad altre reazioni emotive che normalmente non avreste di fronte a stress così piccoli.

Le ghiandole surrenali **regolano la glicemia**, le funzioni immunitarie, gli ormoni sessuali, l'equilibrio di sale e di elettroliti e molte altre funzioni nel corpo. L'affaticamento surrenale è pertanto anche collegato a problemi quali la diminuzione dell'immunità, il colesterolo alto, la pressione sanguigna alta, raffreddori frequenti, lo squilibrio ormonale e altre malattie croniche. A causa degli squilibri ormonali, non è inusuale vedere donne con problemi emotivi soffrire anche di **mestruazioni irregolari, attività sessuale dolorosa, sindrome premestruale, fibromi, cisti ovariche** e altre problematiche correlate agli ormoni. L'interconnessione tra il benessere emotivo e il corpo fisico è evidente ancora una volta.

"Brian" fu attaccato da un leone durante un safari in Kenya. Alcuni anni dopo, la sua azienda iniziò ad avere dei problemi economici. Lo shock iniziale dell'attacco del leone aveva stressato le sue ghiandole surrenali e l'ulteriore stress legato al possibile fallimento dell'azienda aggravò il suo esaurimento surrenale. Negli anni successivi, anche se i suoi affari si ripresero, Brian sviluppò ansia, insonnia e una lieve depressione. Egli credeva di essersi completamente ripreso dallo spavento del leone e i suoi affari andavano bene, tuttavia la sua ansia non spariva. In realtà il suo cervello e le sue ghiandole surrenali erano ancora incastrati nello stato di shock e stress di qualche anno prima e Brian viveva la sua vita con la mente inconsapevolmente stressata e le ghiandole surrenali esaurite. Utilizzando rimedi omeopatici e la psicoterapia, abbiamo aiutato Brian a risolvere l'esperienza traumatica e a gestire i ricordi stressanti in un modo più salutare. Accettando l'idea di essere ora al sicuro, si sono calmati sia il suo corpo che la sua mente. Gli abbiamo consigliato anche le vitamine del complesso B ed erbe che nutrono i surreni, per ricaricare le sue ghiandole surrenali esaurite. Nel giro di sei mesi, Brian dormiva di nuovo bene ed era calmo e sicuro, come prima che iniziassero i suoi problemi.

Zucchero, caffeina, e ghiandole surrenali

Assumere grandi quantità di zuccheri semplici e carboidrati, quali ciambelle, crackers, pane bianco e dolci causa dei picchi glicemici. Questo costringe il vostro corpo a produrre alte quantità di **insulina** per rimuovere il glucosio dal sangue e immagazzinarlo nei tessuti sotto forma di grasso o nel fegato sotto forma di glicogeno. Quando i livelli di insulina sono troppo alti, le ghiandole surrenali devono necessariamente produrre una maggiore quantità di ormoni per riportare questi livelli alla normalità. Introdurre troppo zucchero nel vostro sistema fa aumentare il livello di ormoni dello stress nel vostro corpo. Queste continue impennate ormonali esauriscono le ghiandole surrenali e generano **livelli instabili di glicemia**, al punto che al cervello giunge meno energia e questo causa mente annebbiata, affaticamento, scarsa concentrazione, ansia, depressione, irritabilità e altri disturbi dello stato d'animo. Assumendo, ad ogni pasto, proteine come pollo, pesce, frutta secca, semi o tofu, che sono digeriti molto più lentamente dei carboidrati semplici, si assicura un rilascio stabile e lento dei nutrienti nel flusso sanguigno. Questo minimizza i picchi di insulina e di cortisolo, e previene l'affaticamento surrenale. **L'alimentazione influenza gli ormoni e gli ormoni influenzano le emozioni. È davvero così semplice.**

Gli zuccheri e i carboidrati semplici, inoltre, sono carenti dei nutrienti essenziali per la salute quali vitamina B5, B6, C e zinco, che nutrono le ghiandole surrenali. Assumere questi alimenti, pertanto, non porta alcun nutrimento alle ghiandole surrenali, anzi le mette sotto pressione e le esaurisce. Un processo simile avviene con il caffè, poiché la caffeina è uno stimolante che spinge le ghiandole surrenali a lavorare più intensamente senza nutrirle. Ogni volta che mangiate e bevete, avete l'opportunità di aiutare a stabilizzare i livelli di glicemia e i livelli ormonali, oppure portarvi scompiglio.

La **caffeina,** inoltre, interferisce con il fegato e causa infiammazione all'apparato digerente. Questo conduce a malattie croniche e a problemi emotivi, come vedrete nei capitoli successivi. Assumere caffè decaffeinato non aiuta, perché la maggior parte dei caffè decaffeinati è prodotta attraverso processi chimici non salutari. Eliminando il caffè e sostituendo i carboidrati semplici con una maggior quantità di proteine e verdure verdi, la maggior parte dei miei pazienti che soffrono di ansia e depressione mostrano miglioramenti straordinari *in meno di tre settimane*!

Melatonina, sonno e ghiandole surrenali

La melatonina è un ormone essenziale per il sonno perché aiuta il corpo a rilassarsi. I livelli di melatonina aumentano durante la notte e il corpo ha bisogno di buio per aumentarne la produzione. Una quantità eccessiva di cortisolo riduce i livelli di melatonina, quindi il **cortisolo durante la notte deve diminuire** per permettere ai livelli di melatonina di aumentare. Con lo stress surrenale, i livelli di cortisolo durante la notte spesso rimangono elevati, impedendo un sufficiente aumento nei livelli di melatonina e interferendo con il sonno. Un ritmo sonno-veglia alterato fa aggravare ansia e depressione perché il corpo non ottiene mai il riposo necessario per recuperare dallo stress. Man mano che il ritmo sonno-veglia peggiora, peggiora anche l'affaticamento surrenale, che a sua volta fa peggiorare il ritmo sonno-veglia, la depressione e l'ansia: un circolo vizioso.

Per garantirsi un buon riposo notturno è importante mangiare una giusta quantità di proteine per cena. I carboidrati semplici vengono convertiti rapidamente in glucosio e mantengono il cervello attivo sino a notte tarda. Dopo un po', i livelli di glucosio nel vostro sangue diminuiscono rapidamente e il vostro cervello prova fame nel mezzo della notte, facendovi svegliare alla ricerca di cibo. Mangiare proteine previene tutto questo, perché vengono metabolizzate più lentamente e forniscono un rilascio lento e stabile di nutrienti durante il sonno. Pensate all'ultimo pasto della giornata come determinante per un buon riposo notturno. Più proteine e meno carboidrati semplici possono fare la differenza tra un cervello calmo che dorme e uno sveglio e affamato. Poiché **il buio è importante per la produzione di melatonina,** assicuratevi che quando andate a dormire la vostra stanza sia completamente buia, altrimenti i vostri livelli di melatonina saranno troppo bassi per un sonno profondo.

"Judy" era una paziente che soffriva di ansia e aveva problemi di sonno; non riuscivo a capire il motivo finché non le chiesi: *"La tua stanza è abbastanza buia?"*. Scoprimmo così che c'era un lampione stradale all'altezza della sua stanza e le sue tende non erano abbastanza spesse da evitare che la luce entrasse all'interno. Dopo che ebbe sostituito le tende con altre più spesse, il suo sonno migliorò e l'ansia si ridusse, nell'arco di due settimane. La melatonina è anche usata nella prevenzione e nel trattamento di alcune forme di cancro, pertanto averne quantità adeguate è davvero benefico per la salute in generale.

Un circolo vizioso con i nutrienti

Nutrienti quali le **vitamine B5, B6, C** e lo **zinco** sono essenziali per la salute delle ghiandole surrenali. Questi nutrienti sono anche essenziali per la produzione di neurotrasmettitori e ormoni nel vostro corpo e per il funzionamento corretto di tutti i vostri organi. Le vostre ghiandole surrenali esauriscono molti di questi nutrienti nei casi di stress cronico, causando un calo nella produzione dei neurotrasmettitori e un calo nella capacità dei vostri organi di funzionare bene, intaccando quindi la vostra salute fisica ed emotiva. Se non vengono nutrite adeguatamente, le ghiandole surrenali non sono in grado di affrontare lo stress. Persino esperienze normali o solo leggermente stressanti possono farvi sentire sopraffatti ed è probabile che proviate ansia più di frequente.

"Colui che è in salute ha speranza e colui che ha speranza ha tutto" (Proverbio arabo)

Trattare le ghiandole surrenali

Ogni volta che ho il sospetto che qualcuno abbia le ghiandole surrenali esaurite, inizio sempre aiutandolo a risolvere qualsiasi esperienza traumatica o stressante abbia vissuto, sia mediante la psicoterapia che con le medicine energetiche come l'omeopatia. Le emozioni non risolte e i **modelli emotivi che perdurano (EHP)**, stressano in modo continuativo le ghiandole surrenali a livello inconscio e intaccano il benessere emotivo, anche se si assumono erbe che nutrono le surrenali e integratori alimentari. Risolvere esperienze traumatiche o stressanti permette alle vostre ghiandole surrenali di prendersi finalmente una pausa dalla vostra mente inconsciamente stressata.

Per capire come le emozioni non risolte influenzano le vostre ghiandole surrenali fate riferimento al capitolo intitolato *"Gli effetti delle esperienze di tipo emotivo"*. Ho inoltre descritto come **rilasciare**

alcune esperienze irrisolte per mezzo di esercizi mentali e medicina energetica nel capitolo "*Esercizi mentali per migliorare il benessere e guarire il passato*" e "*Omeopatia, agopuntura, counseling, medicina energetica, erbe e alimentazione*".

Seguite queste abitudini salutari per preservare le vostre ghiandole surrenali e prevenire il loro esaurimento:

- Evitate uno stile di vita con abitudini stressanti, caffè, un'alimentazione ad alto contenuto di zucchero, stupefacenti, eccessivo uso di alcol, lavori stressanti e anche di fare tardi la notte, tutte abitudini che esauriscono le vostre ghiandole surrenali.

- Riducete l'infiammazione e mangiate meno cibi infiammatori (cfr. capitolo "*L'apparato digerente*"), perché l'infiammazione nel corpo stressa le ghiandole surrenali inducendole a produrre più cortisolo per tenere la situazione sotto controllo.

- Assumete con regolarità molti integratori di olio di pesce, perché gli acidi grassi Omega-3 contenuti nell'olio di pesce riducono l'infiammazione e **migliorano le funzioni cerebrali**. Ricordate che il vostro cervello è principalmente composto di grassi e gli Omega-3 servono a ripristinare e migliorare la sua funzionalità.

- Andate a letto prima delle 10 di sera o intorno a quell'ora.

- Mantenete una routine regolare. Le vostre ghiandole surrenali rilasciano ormoni specifici a orari specifici, seguendo un ciclo regolare di 24 ore e sono molto sensibili agli orari in cui mangiate, riposate, dormite e fate esercizio fisico. Mantenere regolari gli orari di lavoro, esercizio fisico e pasti assicura il regolare mantenimento di questo ciclo. Mangiare e svolgere attività a orari irregolari costringe le vostre ghiandole surrenali a lavorare al di fuori dei ritmi regolari e le porta all'esaurimento.

- Mangiate pasti regolari con quantità maggiori di proteine e verdure verdi rispetto a quelle di carboidrati e zuccheri raffinati.

- Fate ogni giorno esercizio fisico, meditazione, yoga ed esercizi di respirazione. **L'esercizio fisico praticato con regolarità** è una delle cure più determinanti per la depressione, perché modifica la produzione di neurotrasmettitori in modo più permanente di qualsiasi altro farmaco. Se siete troppo depressi per svolgere attività fisica, fate molto stretching, camminate a passo svelto, andate in bicicletta, fate esercizi per gli addominali o correte sul posto se non potete uscire di casa. Cercate di muovervi, anche se solo per cinque minuti. Arrivate a dieci minuti quando vi sentite più sicuri, l'importante è che vi muoviate.

- Fate trattamenti quali agopuntura, agopressione, riflessologia, terapia di Bowen (un'efficace terapia del corpo sviluppata in Australia) o massaggi, tutti trattamenti che vi aiutano a scaricare lo stress e a migliorare la salute.

Mentre lavorate a migliorare la vostra salute e a seguire abitudini più salutari, dovete anche nutrire le vostre ghiandole surrenali per farle tornare ad una salute ottimale con integratori alimentari ed erbe. Ho elencato di seguito alcuni nutrienti ed erbe che nutrono le ghiandole surrenali. Ho inoltre trattato altri alimenti, erbe e integratori alimentari per il benessere emotivo nei capitoli *"Rimedi a base di erbe"* e *"Cibi e integratori alimentari"*. Se volete sapere in quali cibi si trovano questi nutrienti, fate riferimento alla sezione *"Integratori alimentari"* nel seguito di questo testo.

Alimenti e integratori che guariscono le ghiandole surrenali

Nei periodi di stress, la quantità di nutrienti normalmente presente negli alimenti non è sufficiente rispetto al fabbisogno delle nostre ghiandole surrenali e per ripristinarne lo stato di salute. Usare integratori alimentari, che contengono elevate quantità di nutrienti, oltre a mangiare cibi salutari, è spesso necessario per affrontare lo stress e assicurare un recupero più completo.

Cibi come avocado, patate, banane, pollo, pesche, melone, salmone, tonno, fagioli di Lima e albicocche secche nutrono le ghiandole surrenali.

Le vitamine B1, B2, B5, B6 e B12 nutrono le ghiandole surrenali e devono essere assunte tutte insieme. La vitamina B5, spesso denominata *vitamina antistress*, è una delle migliori vitamine del gruppo B per la salute surrenale. Stress, alcol, eccessivo consumo di zucchero e caffeina **deprivano** il vostro corpo delle vitamine B essenziali. Ho fatto un elenco di quali alimenti contengono le varie vitamine nella sezione *"Integratori alimentari"*.

La vitamina C è fondamentale per nutrire le ghiandole surrenali, migliorare l'immunità e ridurre i danni causati dalle tossine presenti nel corpo. In base alla gravità della vostra situazione la vitamina C può essere assunta in dosi anche superiori ai 1000 mg due o tre volte al giorno. Assumere troppa vitamina C può causare diarrea, pertanto chiedete al vostro medico quanta ne dovete assumere. Gli alimenti che contengono molta vitamina C comprendono arance, amla (uva spina indiana), pompelmo, kiwi, lime e frutti di bosco.

I *grassi* come il burro e il grasso di avocado, pesce e pollo sono nutrienti per le ghiandole surrenali. Oli salutari come l'olio di cocco e gli oli Omega-3 e Omega-6 che si trovano nel pesce, nella frutta secca e nei semi calmano e ricostruiscono il sistema nervoso, riducono la confusione mentale e migliorano la lucidità mentale.

Melatonina, 5-HTP, triptofano e teanina sono integratori comunemente utilizzati per favorire il sonno. La melatonina è molto efficace quando si hanno problemi ad **addormentarsi**, mentre il 5-

HTP e il triptofano sono più adatti quando **ci si sveglia** durante la notte e si ha un sonno interrotto. La teanina, meno efficace degli altri integratori del sonno, è presente nel tè verde, ha un effetto calmante sul corpo e può essere d'aiuto quando si ha un sonno non molto profondo.

La fosfatidilserina è una molecola grassa che **riduce i livelli di cortisolo** nel corpo, alleggerendo le ghiandole surrenali. Può aiutare a ridurre i sintomi di ansia e insonnia dovuti a un eccesso di cortisolo usata insieme ad altri integratori per ristabilire la salute delle ghiandole surrenali.

Lo zinco è presente in alte concentrazioni nelle ghiandole surrenali ed è uno dei nutrienti più importanti per esse. Lo zinco rafforza il sistema immunitario, riduce l'affaticamento e ha un effetto calmante sul corpo. Favorisce, inoltre, **l'assorbimento della vitamina B** e aiuta a produrre vari ormoni surrenalici. Bassi livelli di zinco sono correlati alla depressione.

Erbe che guariscono le ghiandole surrenali

Alcune delle erbe descritte in questo testo possono essere estremamente pericolose se assunte in modo improprio, se assunte troppo a lungo, se combinate con altri farmaci o con altre erbe o se assunte in gravidanza o durante l'allattamento. Per favore, prima di provare qualsiasi di queste erbe consultate un professionista qualificato.

Le erbe medicinali possono essere usate in modi diversi per trattare i disturbi dell'umore, in base all'organo che si vuole trattare. Ci sono erbe che alleviano temporaneamente l'ansia o risollevano l'umore, altre che nutrono le ghiandole surrenali, depurano il fegato o guariscono l'apparato digerente. Io consiglio principalmente di assumere erbe che nutrono le ghiandole surrenali, depurano il fegato e guariscono l'apparato digerente, perché questo approccio spesso garantisce una guarigione a lungo termine.

Le erbe che nutrono le ghiandole surrenali sono considerate **adattogene**. Alcune di esse le rinvigoriscono più di altre e le ho elencate di seguito in ordine di efficacia. Questo ordine non è preciso, perché alcune erbe possiedono qualità uniche che le rendono più o meno adatte a condizioni specifiche.

Il *ginseng coreano (Panax ginseng)* è un adattogeno che rafforza e rivitalizza il corpo, aumentando la sua resistenza allo stress cronico. Alcuni tipi di ginseng stimolano le ghiandole surrenali, ma il ginseng coreano è meno stimolante e più efficace contro l'ansia. L'assunzione prolungata del ginseng stimola eccessivamente il corpo e un abuso può peggiorare l'ansia.

La *rodiola (rhodiola rosea)* nutre le ghiandole surrenali e ripristina l'equilibrio tra surreni, **ipotalamo e ipofisi**. La rodiola è un'erba che agisce in profondità e rafforza le ghiandole surrenali in modo delicato ma a lungo termine. È un'erba molto efficace per combattere la depressione e alleviare l'ansia derivante da stress ed esaurimento, oltre ad aumentare la resistenza allo stress di lunga durata. La rodiola è una delle migliori erbe per aiutare a ripristinare l'equilibrio dei neurotrasmettitori.

La *liquirizia (glycyrrhiza glabra)* è sia nutriente che stimolante, sostiene il corpo durante lo stress e aiuta a rafforzare il sistema immunitario. Fa aumentare la pressione sanguigna, pertanto non deve essere assunta da persone che soffrono di pressione alta.

La *radice di ashwagandha (withania somnifera)* rafforza il corpo e aiuta le ghiandole surrenali a lottare contro lo stress e a riprendersi da esso. L'ashwagandha è un'efficace erba nutriente e non eccessivamente stimolante.

La *radice di astragalo (astragalus membranaceus)* è un tonico che aiuta il corpo a resistere agli effetti dello stress e stimola il **sistema immunitario**. Aiuta a nutrire e a rivitalizzare le ghiandole surrenali senza essere troppo stimolante.

Le *bacche di schisandra (schizandra chinensis)* sono calmanti e hanno proprietà adattogene. Molto utilizzate nella medicina tradizionale cinese, aiutano contro la depressione, l'irritabilità, l'insonnia e le palpitazioni. Sono allo stesso tempo **sedative** e **toniche**, infatti aiutano le ghiandole surrenali sia interrompendo la risposta del corpo allo stress che nutrendo i surreni stessi per riportarli in salute senza un'eccessiva stimolazione.

La *bacopa (brahmi, bacopa monniera)* è un'erba impiegata con grandi risultati in medicina ayurvedica. È un'erba adattogena delicata, **non stimolante**, che risulta eccellente contro l'ansia e riduce gli effetti dello stress. Aiuta a migliorare la memoria e le capacità di apprendimento ed è molto efficace per persone ansiose e depresse che tendono a dimenticarsi le cose o fanno fatica a pensare lucidamente.

La *borragine (borago officinalis)* è un'erba molto **rilassante**, che nutre le ghiandole surrenali e aiuta contro la depressione e l'ansia. La bellezza della borragine è che riduce anche gli effetti dello stress sulle ghiandole surrenali. La borragine **non può essere assunta durante la gravidanza**, quindi per favore fate attenzione.

Il *basilico sacro (tulsi, ocimum sanctum)* ha un effetto molto calmante e allo stesso tempo risolleva l'umore. Aiuta a tenere lucida la mente ed è eccellente da usare quando si prova depressione mista ad ansia. Le sue foglie possono essere usate per fare un tè, buonissimo e rilassante.

L'*amla (uva spina indiana, emblica officinalis)* contiene grandi quantità di **vitamina C**, addirittura maggiori delle arance. La vitamina C è estremamente importante per la salute dei surreni.

L'*avena (avena sativa)* è un tonico molto nutriente per il sistema nervoso e aiuta a riprendersi dall'esaurimento. È particolarmente rilassante per chi soffre di ansia dovuta a esaurimento.

Analisi delle ghiandole surrenali

Ci sono diverse analisi di laboratorio che potete eseguire per valutare la salute delle vostre ghiandole surrenali. Anche se i risultati indicano che sono in salute, potreste comunque aver bisogno di integrare con erbe o nutrienti che le sostengano per stabilizzare la vostra salute.

I **livelli di cortisolo** si possono misurare attraverso saliva, sangue e urine. Poiché questi livelli variano ciclicamente durante il giorno, non è sufficiente raccogliere un campione singolo ma sarebbe bene prelevarne più d'uno, in orari diversi, per avere un quadro accurato di come funzionano i vostri surreni. L'ideale sarebbe raccoglierli al mattino, a mezzogiorno, di sera e di notte. La misurazione del cortisolo nella saliva è un test molto conosciuto, perché è semplice da eseguire e dà un'indicazione precisa dei livelli di cortisolo in un orario specifico.

II DUTCH[6] test

Il DUTCH test è tra i migliori esami che si possono fare per valutare le ghiandole surrenali, il cortisolo e gli ormoni sessuali. Questo esame verifica anche eventuali carenze di nutrienti e problemi legati ai processi biologici del corpo. È un tipo di analisi molto facile da fare e consiste nell'impregnare di urina delle strisce di carta, lasciarle asciugare e mandarle al laboratorio di analisi. L'azienda spedisce a domicilio il materiale necessario, in tutto il mondo. Poiché i campioni vengono raccolti ad orari diversi del giorno, si ottiene un'analisi molto precisa rispetto al funzionamento del proprio corpo nell'arco della giornata. Questo test è migliore rispetto a un esame del sangue che valuta il livello di ormoni solo in un momento specifico. Uso spesso questo esame con i miei pazienti e apprezzo molto l'analisi estremamente chiara che ricevo dal laboratorio. Se volete fare il test e avere una mia consulenza a riguardo, potete ordinarlo tramite

---

[6] DUTCH è l'acronimo di Dried Urine Test for Comprehensive Hormones, che significa "test ormonale completo su urina 'asciutta'". (*N.d.T.*)

<u>health.drameet.com/p/dutchtest</u>.

Un altro test rapido per verificare la salute delle ghiandole surrenali consiste nell'illuminare con una torcia gli occhi di una persona che si trova in una stanza poco illuminata. Le **pupille** diventeranno più piccole a causa della luce intensa. In caso di affaticamento surrenale, le pupille non riusciranno a rimanere piccole a lungo e si dilateranno di nuovo molto velocemente

Apparato digerente e benessere emotive

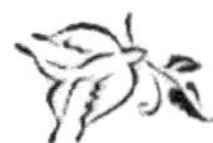

"Il medico del futuro non prescriverà medicine, ma educherà i propri pazienti a prendersi cura della propria struttura fisica, dell'alimentazione e delle cause e della prevenzione della malattia"
(Thomas A. Edison)

Non ho mai trattato qualcuno senza dedicarmi anche al suo apparato digerente e osservare la sua alimentazione. L'apparato digerente è la sede della salute e mantenerlo in salute previene molte malattie croniche. L'intestino ha un rivestimento che agisce da barriera semipermeabile che controlla ciò che è assorbito dagli alimenti che voi mangiate. Molti piccoli vasi sanguigni circondano l'intestino e assorbono le sostanze nutritive che attraversano questa **barriera semipermeabile**, trasportandole in tutto il corpo tramite il flusso sanguigno. Come vedrete in seguito, avere un'alimentazione squilibrata, fare uso di antibiotici e avere uno stile di vita poco salutare distrugge questo rivestimento dell'intestino, esponendo il flusso sanguigno a particelle di alimenti non digerite correttamente e tossine. Queste sostanze causano reazioni chimiche non salutari e infiammazioni nel corpo, compromettendo la salute di tutti organi e alterando l'intero equilibrio ormonale e dei neurotrasmettitori.

Probiotici e sindrome della permeabilità intestinale

Nell'intestino sono fisiologicamente presenti i batteri buoni, noti come **probiotici**, che mantengono a un livello minimo nell'apparato digerente i cosiddetti batteri cattivi e i lieviti come la candida. I probiotici, inoltre, producono sostanze chimiche che proteggono il rivestimento cellulare dell'intestino. L'uso di antibiotici, lo stress, un'alimentazione errata, uno stile di vita squilibrato e altri fattori uccidono i probiotici, permettendo ai lieviti e ai batteri cattivi di aumentare di numero. I batteri cattivi e i lieviti rilasciano nell'intestino tossine che causano l'infiammazione e la morte delle cellule intestinali, lasciando quindi dei **buchi nella barriera intestinale**, condizione comunemente nota come sindrome della permeabilità intestinale.

La sindrome della permeabilità intestinale permette alle tossine e alle particelle di cibo non digerito di entrare nel flusso sanguigno, anziché essere filtrate dal rivestimento intestinale. Queste sostanze creano un'elevatissima risposta immunitaria, poiché il corpo le percepisce come estranee e nocive. Questa risposta immunitaria innesca **un'eccessiva infiammazione** nel corpo, che produce più tossine e aumenta i livelli di cortisolo. Inoltre, si altera la normale chimica del sangue e dei tessuti, causando malattie croniche e uno squilibrio ormonale e dei neurotrasmettitori. Tutto questo porta a problemi emotivi.

L'aumento di tossine casato dalla sindrome della permeabilità intestinale danneggia inoltre la salute di organi quali fegato, pancreas, ghiandole surrenali e tiroide, tutti fondamentali per la stabilità emotiva. Se il **fegato** è appesantito da tossine, la sua capacità di pulire il sangue diminuisce, facendo aumentare ulteriormente l'infiammazione, incrementando lo sviluppo di tossine e peggiorando lo squilibrio di cortisolo, ormoni e neurotrasmettitori.

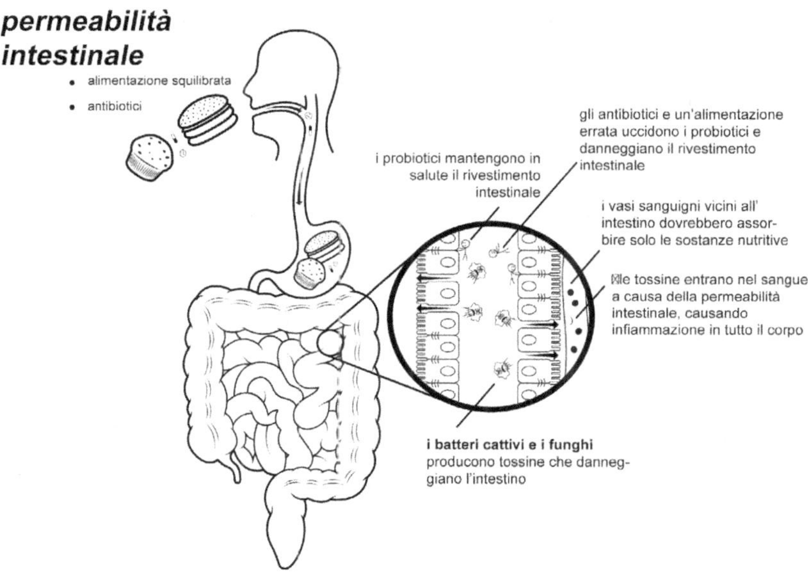

Le cellule intestinali, il pancreas e il fegato sono inoltre responsabili della produzione dei succhi e degli enzimi digestivi per digerire e assorbire completamente i cibi, pertanto se non sono in salute si riduce la digestione e **l'assorbimento di importanti sostanze nutritive**. Quando i nutrienti non sono assorbiti bene, ci sono ripercussioni sulla capacità del corpo di produrre neurotrasmettitori e permettere un funzionamento ottimale, causando un peggioramento nella salute mentale e fisica.

Contribuendo all'infiammazione cronica ed eccessiva nel corpo, la sindrome della permeabilità intestinale causa anche danni e formazione di **placche** nei vasi sanguigni, compresi quelli di cuore, reni e organi genitali, il che significa un aumento del rischio di malattie cardiache, renali, erezioni più scarse e diminuzione del desiderio sessuale. L'infiammazione cronica è inoltre una causa scatenante di problemi cutanei quali eczema e psoriasi, aumento della sensibilità agli alimenti, asma, sindrome premestruale, endometriosi, sinusite cronica, artrite e altre malattie croniche.

Trattare l'intestino

Come si fa a riparare l'intestino e ridurre l'infiammazione? È piuttosto semplice, e ora ve lo spiegherò:

Incrementate la quantità di probiotici nel vostro intestino

I probiotici più forti si trovano in farmacia e in erboristeria (in specie diverse, quali *lactobacillus acidophilus*, *lactobacillus rhamnosus*, *saccharomyces boulardii*, ecc.). Anche alcuni cibi, come yogurt, cavolo fermentato e alcune verdure crude, contengono **probiotici,** ma non a livelli terapeutici. Per arrivare alla giusta quantità di probiotici potreste impiegare tre mesi, quindi abbiate pazienza. Ne vale la pena perché in questo modo contribuite a costruire delle fondamenta solide per la salute a lungo termine.

Aumentate i vostri enzimi digestivi e il livello di acidità nello stomaco

L'acido nello stomaco (acido cloridrico, **HCl**) e gli **enzimi digestivi** scompongono gli alimenti in modo che l'intestino possa assorbire meglio i nutrienti. L'acido nello stomaco, inoltre, aiuta a uccidere i batteri cattivi che potrebbero essere presenti nei vostri cibi. Lo stress, le abitudini errate nel mangiare e i disturbi digestivi a volte determinano livelli di acidità di stomaco e di enzimi digestivi al di sotto del normale, ma la maggior parte delle persone stressate tendono ad avere livelli di acidità di stomaco elevati. Una bassa acidità di stomaco può inoltre essere dovuta a scarsa attività della tiroide.

Bassi livelli di acidità di stomaco permettono agli alimenti mal digeriti e ai batteri cattivi di raggiungere l'intestino crasso e causare ulteriori danni e infiammazioni, peggiorando la sindrome della permeabilità intestinale. L'acidità dello stomaco e la quantità di enzimi digestivi possono essere aumentati mediante capsule di HCl e integratori a base di enzimi digestivi che potete trovare in farmacia o in erboristeria. Fatene uso con attenzione e sotto supervisione, perché un'eccessiva acidità di stomaco può danneggiare il vostro intestino.

Migliorate le vostre funzioni epatiche

Il fegato produce bile, che aiuta a scomporre i grassi e gli altri cibi. Una scarsa funzionalità del fegato porta a una cattiva digestione e a un scarso assorbimento delle sostanze nutritive. Tratterò approfonditamente come guarire il fegato nella sezione *"Fegato e benessere emotivo"*

Diminuite e correggete i danni fatti al vostro intestino

Eliminando i cibi infiammatori dalla vostra alimentazione e mangiando cibi salutari riducete i danni ai vostri probiotici e al vostro intestino. Gli alimenti infiammatori comprendono caffè, zucchero, cereali raffinati (pane bianco, dolci, ecc.), carne bovina e alcol.

Alcune persone sono intolleranti alle solanacee, che comprendono melanzane, pomodori e zucchine. Potete fare un test per le allergie e per le intolleranze alimentari presso i professionisti della salute. Ci sono determinati **cibi ipoallergenici** che non causano molta infiammazione e sono sicuri da mangiare in una dieta antinfiammatoria. Troverete la lista al termine di questa sezione.

Gli oli Omega-3, che si trovano in cibi come il pesce, le noci e i semi, riducono i livelli di infiammazione nel vostro corpo, se non siete allergici a questi alimenti. Anche alcune spezie come cumino e curcuma, impiegate nella cucina indiana, diminuiscono l'infiammazione e possono essere aggiunte alle vostre ricette. Erbe quali liquirizia e olmo rosso sono emollienti e aiutano a guarire il vostro intestino infiammato. Oltre ai probiotici e ai cibi salutari, io utilizzo generalmente un integratore alimentare denominato L-glutammina. La **L-glutammina** è un amminoacido che fornisce molta energia alle cellule intestinali e aiuta a **guarire le vostre pareti intestinali**. È molto efficace per curare l'intestino in aggiunta ai probiotici. La L-glutammina, inoltre, aiuta a produrre importanti neurotrasmettitori che riducono l'ansia, come per esempio GABA. Altri nutrienti che aiutano a riparare l'intestino sono la **vitamina A**, la **vitamina B5**, i **folati**, il **selenio** e lo **zinco**. La **vitamina D** e il **calcio** mantengono l'ambiente nel vostro intestino salutare per i vari tipi di probiotici, quindi assumete questi integratori in aggiunta ai probiotici. Altri benefici di queste sostanze sono trattati nel capitolo *"Cibo e integratori alimentari"*.

Se fate uso abituale di antibiotici, può essere utile per voi chiedere aiuto al vostro medico per ridurne la quantità, perché distruggono i probiotici e diminuiscono la vostra immunità. Una delle cause dello sviluppo di infezioni croniche nei bambini è l'assunzione eccessiva di antibiotici in tenera età; diventa un circolo vizioso, perché più antibiotici assumono, più diminuisce la loro immunità e si ammalano. Infatti, sono in molti i bambini che soffrono di infezioni croniche o a cui bisogna rimuovere le tonsille.

Se avete assunto antibiotici nella vostra vita, è necessario integrare con probiotici e altri integratori, evitando per qualche mese i cibi infiammatori. La buona notizia è che una volta che avete riparato il vostro intestino ed eliminato i cibi infiammatori, avrete meno infezioni perché migliorerà la vostra immunità. Vi consiglio di consultare un naturopata per un approccio completo alla guarigione del vostro intestino, per rafforzare la vostra immunità e trattare la causa all'origine dei vostri problemi di salute.

Distruggete i batteri nocivi e i lieviti

Mentre rafforzate la vostra salute intestinale dovete anche uccidere i batteri cattivi e i lieviti. Questa operazione può causare una cosiddetta "reazione di disintossicazione" nel vostro intestino, ovvero il rilascio di molte tossine. Quindi io preferisco migliorare la salute intestinale utilizzando per due mesi i metodi descritti in precedenza prima di distruggere i batteri e i lieviti, per evitare che le tossine entrino nel flusso sanguigno.

L'olio di origano e l'**estratto di semi di pompelmo** agiscono come antifungini e sono molto potenti. Possono essere nocivi se assunti in grandi quantità, pertanto usateli con attenzione. Anche aglio, basilico, olio di oliva e olio di cocco hanno proprietà antifungine e possono essere aggiunti regolarmente ai vostri cibi.

Riassunto dei nutrienti e degli alimenti salutari per l'intestino

- Probiotici per aumentare la quantità di batteri buoni nell'intestino

- Vitamina D e calcio per mantenere l'ambiente intestinale salutare per i probiotici

- L-Glutammina, vitamina A, vitamina B5, folati, selenio e zinco per aiutare le vostre cellule intestinali a guarire e ridurre la sindrome della permeabilità intestinale

- HCl (integratori di acido cloridrico), enzimi digestivi ed erbe per il fegato, per incrementare la digestione e l'assorbimento degli alimenti e per impedire ai batteri cattivi di raggiungere il vostro intestino crasso

- Curcuma (spezia), frutta secca, semi e oli di pesce per diminuire l'infiammazione

- Liquirizia (evitare in caso di pressione alta) ed olmo rosso per lenire i tessuti infiammati del vostro intestino

- Evitare cibi infiammatori quali caffè, zucchero, cereali raffinati (pane bianco, dolci, ecc.), carne bovina, alcol e verdure quali melanzane, pomodori e zucchine (dette solanacee)

- Olio di origano ed estratto di semi di pompelmo (entrambi in quantità molto ridotte), aglio, basilico, olio di oliva e olio di cocco per aiutare a eliminare i lieviti e i batteri cattivi.

La dieta ipoallergenica

La seguente lista di alimenti è stata compilata presso il *Canadian College of Naturopathic Medicine* (CCNM), ed elenca i cibi da mangiare e quelli da evitare per ridurre l'infiammazione nel corpo. La lista è basata sul lavoro di molti professionisti della salute, compresi naturopati, medici e nutrizionisti, e ha avuto enormi benefici sulla salute di persone con ogni sorta di malattia. Se doveste mai andare a Toronto, vi consiglio di visitare la *Clinica Naturopatica Robert Schad* del CCNM, dove gruppi di clinici lavorano insieme per permettervi di ottimizzare il vostro benessere.

La dieta ipoallergenica è divisa in due fasi. La prima consiste nell'eliminare tutti gli alimenti allergenici per tre settimane. Dopodiché, se i sintomi si riducono, dopo tre settimane introducete nuovamente uno dei cibi eliminati in due pasti al giorno per tre giorni, prima di reintrodurre un altro degli alimenti eliminati. Agendo in questo modo potete notare se il vostro corpo reagisce a un particolare alimento.

I segni che indicano uno stato infiammatorio comprendono affaticamento, ansia, depressione, sfoghi cutanei, dolore alle giunture, naso che cola o naso chiuso e il ritorno di vecchi sintomi che erano spariti quando non mangiavate quel cibo. Se doveste avere qualche sintomo, evitate il cibo che lo ha innescato o mangiatelo con moderazione.

Verdure, frutti, legumi, frutta secca e semi che sono solitamente ipoallergenici

1. Tutte le verdure fresche (provate a inserire tutte le verdure come asparagi, cavolini di Bruxelles, sedano, cavolfiore, cavolo, cipolle, aglio, carote, barbabietole, porri, fagioli verdi, broccoli, verdure a foglia larga quali cavolo riccio, senape indiana, foglie di rapa, cavolo cinese, crescione, ecc.).

2. Patate dolci, ignami e zucca (molto calmante per il tratto gastrointestinale).

3. Germogli: germogli di girasole, piselli e germogli di fagiolo (specialmente erba medica e trifoglio rosso, che aiutano per la disintossicazione).

4. Tutta la frutta, fresca o congelata (ad eccezione di quella elencata in seguito).

5. Tutti i frutti rossi, freschi o congelati (ad eccezione delle fragole).

6. Tutte le marmellate e le salse di frutta dei frutti permessi (senza zucchero o conservanti aggiunti).

7. Riso integrale, riso bianco, miglio, grano saraceno, quinoa, tapioca, tè e amaranto.

8. Tutti i legumi: lenticchie e fagioli (freschi, congelati o secchi) e piselli.

9. Mandorle non tostate, noci, semi di sesamo, semi di zucca e semi di girasole.

Verdure, frutti, legumi, noci e semi che possono essere allergenici

1. Pomodori, grano, funghi, peperoncini, peperoni e patate.

2. In caso di allergia all'ambrosia, eliminate carciofi, insalata iceberg, semi di girasole, tarassaco, camomilla e cicoria.

3. Agrumi (arance, pompelmo e qualsiasi bevanda contenente acido citrico).

4. Meloni (spesso contengono e promuovono la crescita di miceti).

5. Fragole, pesche, albicocche, mele, banane (spesso contengono sostanze chimiche che ne accelerano la maturazione).

6. Frutta essiccata (esclusi datteri, uva passa biologica priva di solfiti, fichi secchi privi di solfiti e mirtilli rossi secchi privi di solfiti e non zuccherati).

7. Prodotti a base di cereali contenenti glutine (frumento, farro, segale, avena, orzo), pasta, cereali e dolci.

8. Fagioli di soia e prodotti di soia (tofu, latte di soia, salsa di soia, miso e tempeh).

9. Arachidi, pistacchi, anacardi, noci brasiliane, nocciole, frutta secca e semi salati o aromatizzati.

Carni, oli e condimenti che sono solitamente ipoallergenici

1. Petto di pollo e tacchino da allevamento a terra (meglio se biologico).

2. Agnello (meglio se biologico) e selvaggina.

3. Pesce di qualsiasi tipo non di allevamento (ad eccezione di squalo, pescespada, sgombro reale e malacanthidae).

4. Pesci di allevamento biologico.

5. Olio extravergine di oliva, a temperatura ambiente o cotto a temperature basse.

6. Olio di cocco per cottura a temperature alte.

7. Olio di girasole con spremitura a freddo, olio di sesamo e olio di lino come condimento e per ricette senza cottura.

8. Sale marino.

9. Tutte le erbe (ad esempio prezzemolo, coriandolo, crescione aneto, basilico, timo, origano, aglio e zenzero).

10. La maggior parte delle spezie (curcuma, finocchio, cannella, pepe nero).

11. Creme spalmabili: burri di frutta secca o semi (mandorle, sesamo (tahin), girasole), salse di legumi (per esempio l'hummus).

12. Salse: pesto, mostarda priva di additivi.

13. Sidro di mela, aceto di riso integrale.

14. Dolcificanti: stevia (verde o marrone, non elaborata) e miele non pastorizzato, con moderazione.

Carni, oli e condimenti che possono essere allergenici

1. Carne rossa (bovino, maiale, bacon), carne lavorata (wurstel, wurstel austriaco, salame, salsiccia, carne in scatola, carne affumicata); contengono tutte farina, additivi, coloranti e conservanti.

2. Latte e latticini (panna, panna acida, formaggi, burro, yogurt) e uova.

3. Cibi di mare: molluschi, gamberi, aragosta, capesante e granchi.

4. Oli raffinati, margarina e grassi.

5. Il normale sale da cucina (il sale da cucina non è necessariamente un cibo allergenico, tuttavia non ha i minerali aggiunti e i benefici del sale marino).

6. Evitate peperoncini e peperoni derivati dalla famiglia delle solanacee (pepe di cayenna, peperoncino rosso, paprika, jalapeno e miscele al curry).

7. Tutti i dolcificanti (sciroppo di grano, sciroppo di riso

integrale, sciroppo d'acero, melassa, zucchero bianco, zucchero di canna, glucosio, maltosio, destrosio, ecc.) compresi i dolci e tutti i cibi lavorati ad alto contenuto di zuccheri.

8. Glutammato monosodico.

9. Tutti gli additivi, i coloranti e i conservanti alimentari.

Bevande che sono di solito ipoallergeniche

1. Acqua filtrata, da sei a otto bicchieri al giorno.
2. Succhi composti al 100% di frutta fresca o verdura fresca.
3. Tè alle erbe (rosso africano, alla menta, alle foglie di ortica, camomilla, alla radice di liquirizia, passiflora, tarassaco, cardo mariano e qualsiasi altro tè alle erbe).
4. Tè verde.
5. Latte di riso (non dolcificato).
6. Latte alle noci (non dolcificato).

Bevande che possono essere allergeniche

1. Bevande con caffeina (caffè, tè nero e bevande gassate). Il tè verde è un'eccezione.
2. Alcol.
3. Latte e latticini.
4. Latte di soia.
5. Tutte le bevande alla frutta ad elevato contenuto di zuccheri raffinati e zuccheri aggiunti.

Dopo aver seguito questa dieta per circa tre settimane, noterete un miglioramento nello stato d'animo, nell'energia e nei sintomi fisici. Il mio collega Saied Mushtagh, medico naturopata, ha creato delle deliziose ricette ipoallergeniche che sono raccolte nel suo testo *"The Hypoallergenic Diet Book"*, disponibile sul suo sito www.hypoallergenicdiet.com.

Fegato e benessere emotive

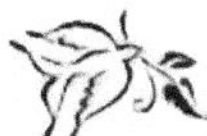

"I sintomi, dunque, sono in realtà un grido che proviene dagli organi sofferenti"
(Jean-Martin Charcot)

Ora che avete stabilizzato le vostre ghiandole surrenali, ridotto l'infiammazione attraverso l'alimentazione e riparato il vostro intestino, è tempo di disintossicare e stabilizzare uno degli organi più importanti del corpo: il fegato. Nella medicina tradizionale cinese il fegato è considerato un organo fondamentale. È coinvolto in quasi tutti i processi del corpo, compresi digestione degli alimenti, attivazione degli enzimi, produzione di ormoni, produzione di proteine, attivazione delle cellule immunitarie, immagazzinamento di vitamine e ferro, immagazzinamento e regolazione dello zucchero nel sangue. Il fegato è anche fondamentale per l'elaborazione e la disintossicazione di sostanze chimiche, alcol, farmaci e colesterolo e influenza molte altre funzioni correlate al benessere fisico e mentale.

Fegato e tossine

Il fegato elabora tossine che provengono dai processi chimici che avvengono nel corpo e da cibi, alcol, farmaci, pesticidi e altre tossine ambientali. Il fegato rimuove queste tossine dal corpo producendo la **bile**, che le rilascia nell'intestino e nel sangue per essere **eliminate** attraverso i reni. La bile nell'intestino si mescola con le feci e lascia il corpo assieme ad altro materiale non digerito. La bile ha inoltre una funzione **lubrificante**, in quanto aiuta le feci a essere espulse facilmente.

Oggigiorno, molti hanno un fegato mal funzionante a causa di stili di vita stressanti e tossine ambientali. Queste persone si disintossicano meno, producono meno bile e sono spesso più inclini a gonfiori, flatulenza, stitichezza, alvo alterno e sindrome dell'intestino irritabile. **La stitichezza aumenta la quantità di tossine trattenute e riassorbite nel corpo.** Queste tossine influenzano negativamente ormoni, neurotrasmettitori e tutti i vostri organi, ognuno essenziale per il benessere emotivo.

Alti livelli di tossine affaticano gli organi e li fanno lavorare di più, aumentando la loro necessità di preziosi nutrienti, il che lascia meno sostanze nutritive a disposizione per creare i neurotrasmettitori che migliorano lo stato d'animo. Le tossine, inoltre, generano infiammazioni croniche nel vostro corpo e questo stressa le vostre ghiandole surrenali e le fa produrre costantemente alti livelli di cortisolo. Un livello di cortisolo perennemente alto cause il peggioramento di depressione e ansia, perché il cortisolo sopprime serotonina, GABA e dopamina, come abbiamo visto nel capitolo "Le ghiandole surrenali". Come potete vedere, una scarsa funzionalità del fegato aumenta la tossicità del vostro corpo ed è **direttamente collegata** alla salute mentale. È anche direttamente collegata a diversi problemi e malattie, tra cui problemi mestruali, bassa libido, sindrome dell'intestino irritabile, cancro, infiammazioni croniche, disturbi della vista, emicrania, insonnia e molto altro.

Rimozione di fegato, digestione e tossina

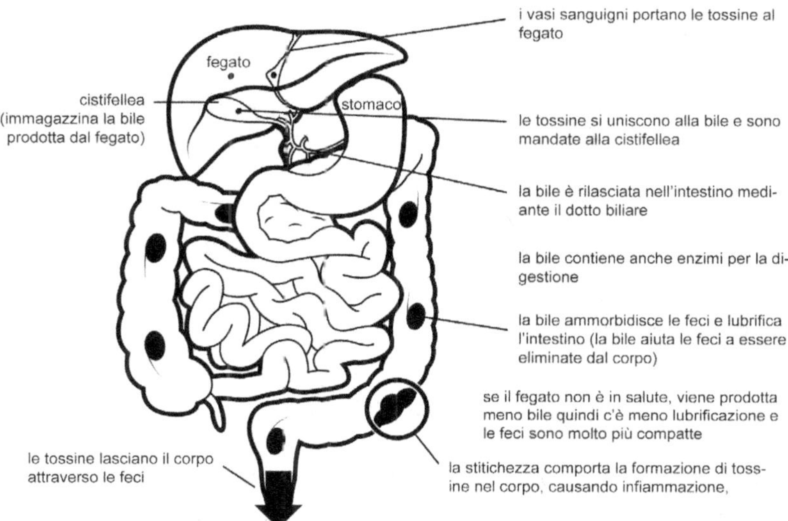

Fegato, lattato, alcol, caffè e zucchero

Il lattato è una sostanza chimica che può causare ansia ed è prodotto quando si assumono quantità elevate di glucosio e zuccheri. I livelli di lattato aumentano quando si assumono molti zuccheri, carboidrati semplici e cibi infiammatori. Il fegato converte nuovamente il lattato in glucosio, ma se è intossicato o ha una lieve insufficienza questo non avviene in modo adeguato e i livelli di lattato nel sangue aumentano, causando alti livelli di ansia. Per ridurre i livelli di lattato nel vostro corpo, affidatevi alle seguenti regole:

- Mangiate meno carboidrati, zuccheri raffinati e cibi a cui potreste essere intolleranti.

- Evitate l'alcol, perché interferisce con la funzionalità epatica e inoltre compromette la capacità del fegato di convertire il lattato in glucosio. Se avete un forte desiderio di alcol probabilmente avete un basso livello di neurotrasmettitori GABA, a cui si può porre rimedio assumendo alcuni degli integratori descritti nella sezione *"Integratori alimentari"*.

- Il caffè stimola il rilascio di zucchero nel sangue e interferisce con le funzioni del fegato ed entrambe le cose fanno aumentare i livelli di lattato nel sangue. La caffeina, inoltre, spinge le ghiandole surrenali a lavorare più intensamente senza però nutrirle, peggiorando la depressione e l'ansia.

Come potete osservare, elevate quantità di alcol, caffè e zucchero aggravano l'ansia e la depressione ed evitando questi cibi la vostra guarigione sarà più veloce.

Fegato e ormoni

Estrogeni, progesterone e testosterone hanno un profondo effetto sulle vostre emozioni e il fegato svolge un ruolo importante nel regolare questi ormoni. Molte donne hanno una dominanza estrogenica, il che significa che hanno grandi quantità di estrogeni rispetto al progesterone, che è basso. Il **progesterone** è un ormone importante nella depressione e nell'ansia, perché aiuta a migliorare la funzione del GABA nel cervello e nelle donne è collegato a un **sonno migliore** e ad **emozioni più positive**. Alti livelli di testosterone fanno star bene e diminuiscono le sensazioni di ansia, rendendo meno inclini alla depressione.

Gli squilibri epatici causano squilibri ormonali, in particolar modo nelle donne, e questo può causare mestruazioni irregolari o dolorose, sindrome premestruale (PMS), gonfiore, flatulenza, stitichezza, mal di testa, vista annebbiata, dolore al seno, oscillazioni nell'umore e sintomi di ansia e depressione.

Altri fattori che alterano l'equilibrio di estrogeno e progesterone sono la terapia ormonale sostitutiva (TOS) e l'assunzione della pillola anticoncezionale. L'assunzione cronica di farmaci ormonali riduce la presenza di nutrienti vitali quali le vitamine del gruppo B (in particolare la vitamina B6), folati, magnesio, selenio, zinco, vitamina

C e vitamina E, aumentando il rischio di problemi a livello emotivo.

Prendersi cura del proprio fegato

Prendersi cura del proprio fegato vuol dire disintossicare le cellule epatiche, migliorare il loro funzionamento, favorirne la guarigione e proteggerle dai danni ossidativi causati da tutte le tossine che eliminano. Per prevenire e correggere i danni al fegato alcuni dei modi migliori sono l'utilizzo di erbe, alimentazione, integratori e impacchi di olio di ricino.

Impacchi di olio di ricino

L'olio di ricino, quando applicato come impacco esterno sulla cute sopra l'area del fegato e dell'addome, è un modo potente per espellere le tossine dal vostro fegato. L'ho utilizzato con successo su pazienti affette da dolori mestruali, endometriosi, squilibri ormonali, stitichezza e per una depurazione generale.

- Per fare un impacco di olio di ricino imbevete un panno di flanella bianca in olio di ricino, facendo attenzione che sia bagnato ma senza gocciolare.

- Ponete il panno imbevuto sopra tutto il lato destro della gabbia toracica, dal centro del torace appena sotto il seno/petto destro sino al bordo inferiore della gabbia toracica e arrivando, lateralmente, in linea con la vostra ascella destra. È in questa zona che si trova il fegato, al di sotto della gabbia toracica. L'olio di ricino sarà assorbito attraverso la cute e avrà un effetto calmante e purificativo sul vostro sistema linfatico e sul fegato.

- Coprite il panno con una pellicola o una busta di plastica, in modo da proteggere i vostri vestiti dall'olio di ricino e mantenere l'olio a contatto con la pelle.

- Riempite una borsa dell'acqua calda con acqua che abbia una temperatura che siate in grado di sopportare e non vi bruci. Mettetela sopra l'involucro di plastica. Il calore guiderà l'olio di ricino in profondità nella pelle verso il vostro fegato.

- Sdraiatevi e tenete l'impacco per almeno un'ora, ma anche per tutta la notte.

- Quando finite, mettete il panno in un contenitore a chiusura ermetica nel frigorifero. Usate lo stesso panno il giorno successivo, aggiungendo una piccola quantità di olio di ricino. Dopo aver utilizzato lo stesso panno per una settimana lavatelo, perché a questo punto l'olio di ricino rimasto sarà piuttosto vecchio.

- Fate l'impacco all'olio di ricino ogni giorno per circa due o tre mesi. Sarà l'effetto che si ottiene ripetendo il trattamento con regolarità ad apportare il maggior beneficio. Dopo circa un mese di utilizzo costante di questo metodo inizierete a notare i suoi benefici.

Non bevete l'olio di ricino, non applicatelo sulla cute lesa e non usatelo **mai** durante la gravidanza, l'allattamento e le mestruazioni. Se avete le mestruazioni, o le feci molto lente o restate incinta nel periodo in cui state eseguendo questo trattamento, interrompetelo.

Cibi e integratori per la guarigione del fegato

I cibi e gli integratori alimentari aiutano il fegato a funzionare meglio. Alcuni cibi migliorano la salute del fegato, altri riparano i danni causati ad esso dalle tossine e altri stimolano il fegato a secernere più bile, che aiuta a eliminare le tossine. Barbabietole, carciofi, spinaci, cavoli, cavolini di Bruxelles, broccoli, cavolfiori, verza, carote, patate dolci, zucca, pomodori, piselli, fagioli, pastinaca, igname, sedano, erba cipollina, cetrioli, aglio, cavolo rapa, senape indiana, okra, cipolle, prezzemolo, prugne secche, mirtilli, mele e curcuma sono cibi che migliorano la salute del fegato e aiutano a **diminuire i danni** recati ad esso dalle tossine. Il succo di barbabietola, in particolare, è una buona fonte di una sostanza nutritiva denominata glutatione, che protegge il fegato dai danni delle tossine.

Le verdure a foglie amare quali tarassaco, cicoria e rucola stimolano il fegato a **rilasciare più bile** ed eliminare più tossine e potete mangiarle con l'insalata. Scegliete il più possibile cibi biologici, perché molti prodotti contengono pesticidi, che sono nocivi al vostro corpo e aumentano il suo carico tossico. Evitate gli acidi grassi trans e il cibo spazzatura per lo stesso motivo.

Acqua calda con limone e pepe di cayenna

Bere acqua calda con mezzo limone spremuto e un po' di pepe di cayenna mezz'ora prima del pasto è un modo delicato di disintossicare il proprio fegato. Questa gustosa bevanda aiuta il fegato e la cistifellea a rilasciare la bile nell'intestino, rilasciando tossine che erano immagazzinate nel fegato.

Gli **antiossidanti** sono sostanze che aiutano a riparare e a proteggere le cellule del fegato dai danni causati dalle tossine. I frutti di bosco, come i mirtilli e i lamponi, e le verdure fresche sono ricchi di antiossidanti. Le sostanze antiossidanti comprendono glutatione, selenio, vitamina A, vitamina C, vitamina E, acido alfalipoico e coenzima Q10. Se non mangiate frutta e verdura fresca a sufficienza o se lavorate o vivete in un ambiente potenzialmente tossico, come molti di noi al giorno d'oggi, avete bisogno di aggiungere ulteriori antiossidanti alla vostra alimentazione. Gli antiossidanti sono anche eccellenti per la salute del cuore, per la prevenzione del cancro e per la salute in generale.

Per aiutare il vostro corpo a **disintossicarsi** meglio, inserite una quantità elevata di **fibre** e di **acqua** nella vostra alimentazione. L'acqua aiuta i vostri reni a espellere le tossine e le fibre si legano ad esse nell'intestino per una facile rimozione attraverso le feci. Le fibre sono fondamentali in una dieta salutare, perché se non si legano alle fibre molte tossine vengono riassorbite all'interno del corpo.

Erbe per il fegato

Le erbe possono disintossicare il fegato, migliorare la sua funzionalità e proteggerlo dai danni dovuti alle tossine. La maggior parte di queste erbe sono disponibili in negozi di prodotti biologici o in erboristeria. Assumete queste erbe sotto la supervisione di un professionista della salute, perché combinate con alcune medicine o prese con dosaggio errato possono risultare nocive.

Il *cardo mariano* (*Silybum marianum*) è un'erba molto nota per la salute del fegato. Contiene silimarina, una sostanza potente che protegge le cellule epatiche dai danni causati dalle tossine e da altre sostanze chimiche. Il cardo mariano, inoltre, aiuta le cellule del fegato a funzionare meglio, migliorando pertanto la disintossicazione.

La *radice di tarassaco* (*Taraxacum officinale*) stimola il fegato a rilasciare più bile ed è un potente disintossicante epatico. La radice di tarassaco è utile per la disintossicazione del fegato, mentre le foglie per quella dei reni.

La *curcuma* (*Curcuma longa*) è una spezia usata nella cucina indiana e contiene curcuminoidi, che portano numerosi benefici alla salute. La curcuma protegge le cellule del fegato e lo stimola a produrre e secernere bile. La curcuma è anche antisettica e antinfiammatoria, risultando utile per le infezioni e per le condizioni infiammatorie come l'artrite. Sembra anche che la curcuma sia d'aiuto contro il cancro e i problemi di colesterolo, il che la rende un'erba veramente meravigliosa.

Tiroide e benessere emotive

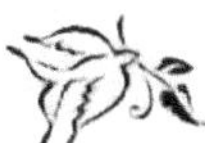

Un altro organo strettamente correlato al benessere emotivo è la tiroide. Essa produce ormoni che accelerano il metabolismo e aiutano le cellule e il cervello a **usare l'energia in modo efficiente**. Durante l'affaticamento surrenale la tiroide deve lavorare più intensamente per mantenere attivo il vostro metabolismo. Senza un adeguato sostegno da parte dei surreni la tiroide si affatica e le sue prestazioni si riducono (ipotiroidismo). Assumere farmaci per la tiroide durante l'affaticamento surrenale può essere un problema, perché questi farmaci accelerano il metabolismo e questo spinge le ghiandole surrenali già esauste a sforzi ancora più intensi. Di conseguenza l'affaticamento surrenale peggiora e l'ipotiroidismo non sempre guarisce. Nutrire le vostre ghiandole surrenali è quindi fondamentale quando tentate di guarire l'ipotiroidismo.

La tiroide produce gli ormoni T3 e T4, che controllano le reazioni chimiche nel vostro corpo e ottimizzano il modo in cui le vostre cellule utilizzano l'energia. Il T4 è inattivo e viene convertito in T3, che è la forma attiva. Il **T3 aiuta il cervello a produrre serotonina**, pertanto la salute della tiroide è essenziale per il funzionamento ottimale della mente.

La tiroide è attivata da un ormone denominato tireotropina (TSH), prodotto dalla ghiandola pituitaria, o ipofisi, nel vostro cervello. Durante lo stress surrenale, alti livelli di **cortisolo sopprimono il TSH**, che a sua volta sopprime la produzione di T3 e T4. Quando i livelli di cortisolo sono troppo alti o troppo bassi, diminuisce la conversione di T4 in T3 attivo e l'organismo è meno sensibile agli effetti del T3, manifestando sensazioni di depressione, apatia, ansia, scarsa memoria e scarsa concentrazione.

È interessante osservare che i **probiotici** nell'intestino convertono l'ormone inattivo della tiroide, T4, nella forma attiva, T3. Quest'ultimo aiuta le cellule delle pareti intestinali a unirsi saldamente, diminuendo la sindrome della permeabilità intestinale. Se la quantità di probiotici nel vostro intestino è inadeguata o la funzionalità della vostra tiroide è compromessa, avrete meno T3 disponibile per mantenere intatta la vostra barriera intestinale, il che può portare a una permeabilità intestinale, infiammazioni croniche, stress surrenale e un peggioramento delle malattie croniche.

Un altro fattore non trascurabile è che la tiroide e il fegato sono strettamente connessi. Gli ormoni della tiroide sono **elaborati dal fegato** e influenzano anche il funzionamento delle cellule epatiche. Una bassa funzionalità della tiroide intacca la funzionalità del fegato e aggrava la stitichezza, peggiora la digestione e porta a squilibri ormonali, tutti fattori deleteri per il benessere emotivo. Inoltre, uno scarso funzionamento del fegato riduce la quantità di ormoni attivi della tiroide nel corpo, facendo peggiorare depressione, ansia e altri sintomi mentali. Pertanto, una salute della tiroide ben gestita, livelli di probiotici nell'intestino ben bilanciati e fegato ben curato sono un'assicurazione contro ogni sorta di problemi di salute fisica ed emotiva.

ormoni della tiroide e benessere emotivo

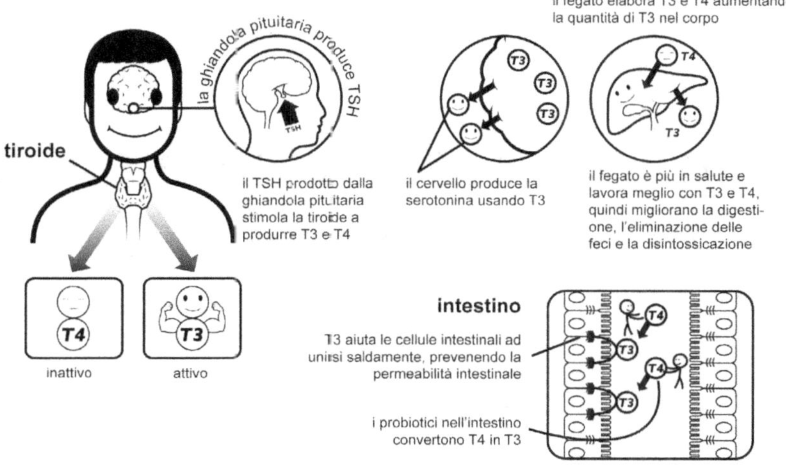

Minerali, tossine ambientali e benessere emotive

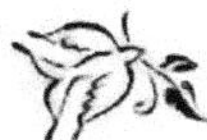

"La Terra fornisce abbastanza risorse per soddisfare i bisogni di ogni uomo, ma non l'avidità di ogni uomo"
(Mahatma Gandhi)

Minerali quali rame, zinco e magnesio influenzano lo stato d'animo a causa dei loro effetti su vari organi ed enzimi. Un'intossicazione da **rame** causa depressione e squilibri della tiroide. Carenze di **zinco** e di **magnesio** aggravano l'ansia.

Bassi livelli di magnesio impediscono l'assorbimento e l'attivazione delle vitamine del gruppo B, influendo sulla salute surrenale e squilibrando i livelli dei neurotrasmettitori. Una carenza di magnesio inoltre diminuisce la quantità di calcio nel corpo, il che peggiora l'ansia e la depressione. Anche i livelli di **potassio** e di **sodio** devono essere in equilibrio perché il vostro sistema nervoso possa lavorare bene. Bassi livelli di **cromo** stravolgono l'equilibrio di zucchero nel sangue, portando a malattie croniche e oscillazioni dell'umore. Ci sono altri minerali altrettanto importanti per la salute mentale e se non sono in equilibrio ne risente la salute generale.

I metalli tossici, in particolare piombo, nickel, rame, arsenico, alluminio e mercurio, interferiscono con il metabolismo del corpo e possono contribuire in modo significativo alla comparsa di problemi emotivi. Il **mercurio** distrugge molti enzimi, nervi e altri tessuti sani nel corpo, causando problemi di salute. Il mercurio entra nel corpo attraverso le amalgame dentali, alcuni cibi elaborati, vaccinazioni e alcuni tipi di pesci come il salmone di allevamento. Se avete amalgame al mercurio, sarebbe una buona idea consultare un dentista biologico specializzato nel rimuoverle in modo sicuro. Dopo averle rimosse, potrebbe ancora esserci del mercurio nel vostro organismo. Integratori alimentari come il coriandolo e l'alga chlorella possono aiutare a legarlo e a rimuoverlo. La terapia chelante, descritta in seguito, è uno dei modi migliori per liberarsi del mercurio tossico.

Analisi minerale del capello

Poiché i capelli sono costituiti da cellule del corpo, contengono anche minerali e tossine presenti nei tessuti. I livelli rilevati nei capelli rispecchiano più o meno quelli dei tessuti, ma non fedelmente, perché alcuni minerali e tossine sono nascosti in profondità negli organi e non arrivano fino ai capelli. Un'analisi minerale del capello, che prende in esame un campione dei vostri capelli, indica la quantità di minerali ed elementi tossici nel vostro corpo e fornisce anche le seguenti informazioni:

1. Spiegazioni dettagliate su eventuali squilibri minerali.

2. Quali malattie potrebbero aver causato squilibri di nutrienti.

3. A quali malattie potreste essere inclini in base ai vostri livelli di minerali e di tossine. Ad esempio, le analisi possono indicare la presenza di un affaticamento surrenale basandosi sul fatto che i livelli di sodio nei capelli sono eccessivamente elevati rispetto a livelli più bassi di potassio e magnesio.

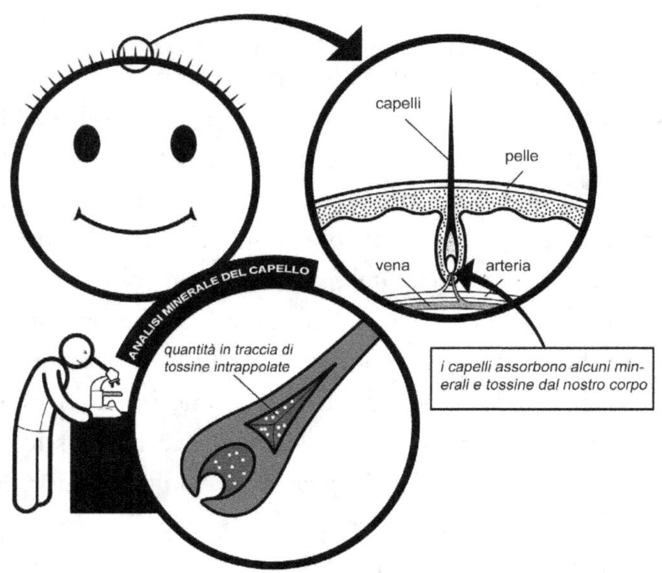

Chelazione

Come menzionato in precedenza, l'analisi del capello non rivela in modo del tutto accurato i livelli di tossine nel nostro corpo. L'ideale sarebbe misurarne i livelli direttamente dai tessuti. Questo è possibile con la chelazione, che consiste nel far assumere oralmente o iniettare farmaci denominati agenti chelanti, che si legano a vari minerali e metalli tossici provenienti direttamente dai tessuti del corpo. Gli agenti chelanti e le tossine legate saranno poi espulsi attraverso le urine, che i laboratori utilizzano per misurare i livelli di tossine presenti nel corpo.

La **terapia chelante** è uno dei modi migliori per rimuovere i metalli tossici dal vostro corpo. In base al vostro stato di salute, uno specialista sceglierà un agente chelante specifico per le vostre necessità. L'acido dimercaptosuccinico (DMSA) è un agente chelante molto comune, perché può essere assunto per via orale, mentre altri, come l'acido etilendiamminotetraacetico (EDTA) e l'acido dimercaptopropansulfonico (DMPS) sono molto costosi o devono essere iniettati.

Quando fate una terapia chelante, tra i diversi cicli di chelazione integrate sempre con minerali quali magnesio e zinco, perché sfortunatamente la chelazione estrae dal vostro corpo anche minerali utili. Integratori alimentari come l'**alga chlorella** e il **coriandolo** migliorano l'effetto della terapia di chelazione. Alte quantità di coriandolo fanno aumentare la mobilità del mercurio e delle tossine nei tessuti e l'alga chlorella aiuta a legare queste tossine per rimuoverle dal corpo. Per aiutare il corpo a rilasciare mercurio dal profondo dei tessuti, personalmente utilizzo anche i rimedi omeopatici. I benefici dell'omeopatia sono trattati più dettagliatamente nella sezione *"Rimedi omeopatici"*.

Insonnia: cause e trattamenti

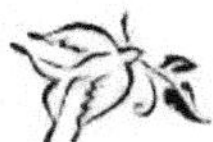

L'**insonnia** è un disturbo comune per chi soffre di ansia e depressione e causa un peggioramento dei problemi emotivi perché la mancanza di sonno stressa ed esaurisce il corpo. L'insonnia generalmente si manifesta in due modi: o si fa fatica ad addormentarsi oppure ci si sveglia frequentemente durante la notte, non riuscendo a volte a riaddormentarsi fino alle prime ore del mattino.

La prima cosa da ricordare mentre siete a letto svegli è di non essere agitati o preoccupati, perché questo comporta un peggioramento di stress, insonnia e problemi emotivi. Quando vi svegliate nel cuore della notte o avete difficoltà ad addormentarvi, restate calmi e dite a voi stessi che questo è un momento di riposo e un'occasione per poter fare delle **affermazioni positive**. Usate questi momenti per pensare a tutto ciò che durante il giorno vi è andato bene e a tutto ciò per cui siete grati. Potete anche fare una meditazione o **esercizi di respirazione** profonda, perché questo potrebbe essere il momento perfetto per curare la mente senza interruzioni. Se restate calmi durante la notte, vi sentirete meno stressati ed esauriti durante il giorno. Io spesso incoraggio le donne in gravidanza a usare questi momenti per entrare in contatto con il nascituro con parole amorevoli. Funziona a meraviglia.

Nonostante l'efficacia di questi semplici consigli, l'insonnia puo essere complicata da trattare. Ho elencato alcune cause comuni e alcune terapie che possono esservi utili se avete problemi a dormire.

Il caffè, il tè e anche il tè verde contengono caffeina e anche una sola tazza al giorno può mantenervi svegli. Le loro versioni decaffeinate **non** sono un'opzione migliore a causa dei processi chimici impiegati per rimuovere la caffeina dalle bevande. I tè alle erbe, come la camomilla, il tè all'ortica o il tè rosso africano, che naturalmente non contengono caffeina, sono un'alternativa migliore.

Alcuni integratori, come la vitamina B e il ginseng, possono anche essere stimolanti, pertanto provate ad assumerli al mattino.

Un livello anormale di cortisolo, DHEA e ormoni tiroidei interferisce con il sonno. La presenza di alti livelli di cortisolo la notte impedisce la produzione di melatonina, pertanto equilibrate le vostre ghiandole surrenali, curate il vostro apparato digerente ed evitate i cibi infiammatori, come spiegato nel capitolo sull'apparato digerente. **Le erbe nutrienti per i surreni** come l'ashwagandha e la rodiola possono aiutare a ripristinare l'equilibrio di cortisolo e ormoni. Anche la fosfatidilserina, la melatonina, il 5-HTP, l'inositolo e la teanina sono integratori che aiutano in caso di insonnia e sono trattati nella sezione *"Integratori alimentari"*. La melatonina aiuta molto le persone che hanno problemi ad addormentarsi mentre il 5-HTP, l'inositolo e la teanina sono più adatti a chi non riesce ad avere un sonno continuativo o abbastanza profondo. Contattate il vostro medico o naturopata prima di assumere questi prodotti, perché combinandoli con altri farmaci possono essere nocivi.

Bassi livelli dell'ormone **progesterone**, problema particolarmente comune nelle donne in menopausa, possono causare insonnia. Erbe come l'agnocasto, le erbe nutrienti per le ghiandole surrenali e la crema al progesterone naturale (assunte sotto supervisione medica) possono favorire l'equilibrio dei livelli di progesterone.

Bassi livelli di glicemia *durante la notte* possono inoltre causare insonnia, perché il cervello si sveglia affamato e in cerca di cibo, anche se non ci si sente fisicamente affamati. Fare una cena ricca di carboidrati senza alcuna proteina può causare un veloce aumento della glicemia, che diminuisce rapidamente nella notte a causa dell'insulina prodotta dal corpo per bilanciare lo zucchero nel sangue. Assumere adeguate quantità di proteine a cena oppure fare uno spuntino con qualche mandorla dopo cena garantisce che i livelli di nutrienti nel sangue non diminuiscano troppo velocemente nel cuore della notte, in modo che il cervello riceva sufficienti nutrienti nell'arco della nottata. Se vi svegliate durante la notte, prendete in considerazione l'idea di usare un glucometro (usato dai diabetici) per testare i vostri livelli di glicemia.

Bassi livelli di magnesio fanno aumentare le sensazioni di stress e possono essere una causa dell'insonnia. Il magnesio calma il vostro sistema nervoso e aiuta il vostro corpo a rilassarsi. Potete prendere degli **integratori di magnesio** oppure assumerlo con l'alimentazione. I **Sali di Epsom** sono sali contenenti magnesio che potete far sciogliere nella vasca da bagno, un ottimo modo di rilassare il corpo prima di coricarsi perché il magnesio viene assorbito attraverso la pelle. Consiglio fortemente di fare bagni ai Sali di Epsom, perché quando eseguiti con regolarità portano numerosi benefici alla salute.

Basse quantità di ferro sono state associate all'insonnia. Anche livelli di ferro moderatamente bassi possono causare insonnia o sindrome delle gambe senza riposo (RLS). Se i vostri livelli sono bassi controllateli e valutate la vostra alimentazione e salute complessiva con un naturopata. Potrebbe esserci una difficoltà di assorbimento del ferro a livello dell'intestino oppure ne state assumendo troppo poco con la vostra alimentazione. Un sanguinamento eccessivo, anche un flusso mestruale troppo abbondante, può causare un abbassamento dei livelli di ferro.

L'apnea notturna o la difficoltà nella respirazione durante il sonno sono un problema comune, in particolare nelle persone anziane. L'apnea notturna è di solito causata da un'ostruzione delle vie respiratorie durante il sonno, che causa il risveglio durante la notte o una grande stanchezza al mattino. L'apnea notturna, inoltre, priva di ossigeno il vostro cervello e il vostro corpo quando dormite, il che porta a sensazioni di affaticamento al risveglio. Potete recarvi presso una clinica del sonno, dove vi monitoreranno mentre dormite per capire se soffrite di apnea notturna. Queste cliniche hanno inoltre dei macchinari per la respirazione che prevengono l'ostruzione delle vie respiratorie durante il sonno. Conosco alcune persone che erano sempre molto stanche durante il giorno e ora hanno una grande energia perché hanno risolto i loro problemi di respirazione notturna. Ho anche notato una diminuzione dell'apnea notturna eliminando i cibi infiammatori dall'alimentazione, in particolare latte e latticini.

Luce e rumore nella camera da letto, anche in piccola quantità, come ad esempio quelli provenienti da una lampada da comodino o da una sveglia, possono disturbare il sonno interferendo con la produzione di melatonina. Un'autostrada nelle vicinanze o il miagolio dei gatti può creare sufficiente rumore di sottofondo da ostacolare un sonno riposante. Assicuratevi che la vostra stanza di notte sia **completamente buia** per ottimizzare la produzione di melatonina e **insonorizzatela** il più possibile. Inoltre, togliete telefoni cellulari e dispositivi elettronici dalla stanza, perché le loro onde elettromagnetiche interferiscono con lo stato di riposo del vostro cervello.

L'intossicazione da metalli pesanti interferisce con molti ormoni, disturba molti organi e può causare insonnia. Consultate la precedente sezione *"Minerali e tossine ambientali"* per capire quali analisi fare per determinarne la presenza e come eliminarli dal vostro corpo.

Svolgere attività prima di andare a letto, come ad esempio l'esercizio fisico, può far alzare eccessivamente i livelli di cortisolo durante la notte e impedirvi di dormire bene. Anche mangiare troppo tardi può causare insonnia o un sonno agitato, perché il corpo è occupato a digerire il cibo anziché a dormire. Evitate di guardare la TV e di lavorare al computer almeno da un'ora prima di andare a letto, perché la luce proveniente dai dispositivi elettronici interferisce con la produzione di melatonina. Evitate di lavorare a progetti stressanti quando state per andare a dormire e assolutamente non tenete materiale di lavoro nella vostra camera da letto. **Assicuratevi che la vostra camera da letto sia associata solamente al relax e al sonno.**

Fare abitualmente esercizio fisico aiuta a regolare i livelli di cortisolo nel corpo e porta sollievo in caso di stress. Entrambi questi fattori aiutano a migliorare la qualità del sonno e il benessere emotivo.

Gli impacchi di olio di ricino, come descritto nel capitolo *"Fegato e benessere emotivo"*, disintossicano il fegato, che nella medicina tradizionale cinese è considerato un organo importante per il sonno, per lo stress e per i problemi emotivi. Gli impacchi di olio di ricino sono rilassanti per il corpo, pertanto è consigliato farli poco prima di coricarsi.

La meditazione, il ridere, il rilassamento consapevole e le tecniche di respirazione (come la respirazione a narici alternate descritta nel capitolo *"Vivere in modo sano"*) liberano la mente dallo stress conscio e inconscio e aiutano il corpo a rilassarsi più profondamente. Se avete difficoltà a meditare da soli, online troverete molte meditazioni in cui una voce guida l'ascoltatore e lo aiuta a rilassarsi. Se vi svegliate durante notte, sfruttate questa opportunità per meditare, pensare a ciò che è andato bene durante la giornata e ciò per cui siete grati, come ad esempio il vostro letto caldo, il sorgere del sole, le piante sul davanzale, la vostra macchina o l'acqua che bevete. Fare questi esercizi è molto più salutare e rilassante che stressarsi perché non si dorme bene.

Camminare a piedi nudi nell'acqua per 5-10 minuti prima di andare a dormire sembra aiutare alcune persone a dormire meglio.

La terapia di Bowen e l'agopuntura sono spesso molto efficaci per i casi di insonnia persistente. Nella medicina tradizionale cinese l'ora in cui ci si sveglia può essere correlata ad un organo in disequilibrio. Ad esempio, se vi svegliate tra l'una e le tre di notte è probabilmente il vostro fegato ad essere in disequilibrio, tra le 23 e l'una di notte la cistifellea e tra le tre e le cinque i polmoni. Se i vostri polmoni sono in disequilibrio è probabile che abbiate bisogno di elaborare degli stress emotivi o dei dolori irrisolti. Il fegato in disequilibrio è quello più comunemente legato all'insonnia e di solito è legato a stress irrisolti, rabbia, irritabilità, frustrazione, squilibri ormonali, eccesso di tossine o intolleranze alimentari. Alcuni dei punti di agopuntura utili per l'insonnia, l'ansia e la depressione sono descritti nella sezione *"Agopuntura e medicina cinese"*.

L'omeopatia può essere molto efficace per l'insonnia, è molto delicata e non ha effetti collaterali. Alcuni comuni rimedi omeopatici per l'insonnia sono coffea cruda e nux vomica, ma è meglio **consultare un medico omeopata o un naturopata** per avere un rimedio personalizzato. Anche i fiori di Bach possono essere utili e in commercio esiste anche una miscela di fiori denominata *Rescue Night*.

Migliorare il sesso: maggiore appagamento sessuale tramite il benessere fisico ed emotive

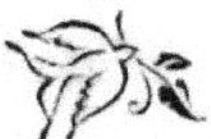

Il sesso è una parte importante della vita di molte persone. Fare del sesso sano, provare piacere e appagamento sessuale e raggiungere un certo grado di intimità dipendono dalla vostra salute fisica ed emotiva oltre che dalla vostra compatibilità con il partner. C'è un motivo per cui questa sezione sulla salute sessuale viene dopo la parte su come mantenere il corpo in salute e le emozioni stabili. Una scarsa salute fisica e l'ansia emotiva non aiutano in alcun modo la vita sessuale. Ora che avete capito tutti i fattori che influenzano la vostra salute fisica ed emotiva, potete comprendere anche la connessione con la salute sessuale.

"Elizabeth", 32 anni, è una mia paziente. È venuta da me per i suoi dolori alla schiena, ma aveva anche spasmi vaginali e secchezza vaginale. Ovviamente la sua attività sessuale era dolorosa. Capimmo che il suo corpo era in uno stato di infiammazione e di squilibrio di cortisolo. Questa condizione influenzava anche i suoi livelli di estrogeni e di progesterone. Il suo squilibrio ormonale faceva diminuire la sua lubrificazione vaginale. Dopo aver ripristinato il suo equilibrio ormonale eliminando i cibi infiammatori dalla sua alimentazione, ristabilito la sua salute digestiva nel modo descritto nel capitolo "*Apparato digerente e benessere emotivo*" e disintossicato il suo fegato, la sua secchezza vaginale migliorò ma gli spasmi rimasero invariati.

Sospettai nel suo caso un problema di tipo emotivo e le chiesi quando erano iniziati gli spasmi. Mi rispose che avevano avuto inizio tre mesi prima. Le chiesi se riusciva a ricordare qualche evento significativo a livello emotivo avvenuto intorno a quel periodo. Cinque mesi prima, il suo fidanzato aveva alzato molto la voce, all'improvviso, quando lei non se lo aspettava. Questo comportamento non era tipico del ragazzo e i due di solito avevano un buon rapporto. Il ragazzo in seguito si era scusato, ma ciononostante il corpo di lei risentiva ancora di quello shock. Elaborammo le sue sensazioni di shock tramite la terapia della Gestalt e io le prescrissi un rimedio omeopatico per lo shock. Una settimana dopo tornò per dirmi che gli spasmi erano spariti.

"John", un altro mio paziente, aveva difficoltà erettive da quando la sua fidanzata lo aveva lasciato per un altro uomo. L'essere stato respinto e lo stress derivante da questa situazione avevano influenzato la sua capacità erettiva ed esaurito le sue ghiandole surrenali. Questi fattori influivano negativamente sul suo livello di testosterone e sulla sua libido. Dopo aver trascorso mesi a lavorare sulla sua autostima e sulla fiducia, finalmente iniziò ad avere erezioni durature. Inoltre rafforzammo le sue ghiandole surrenali tramite alcune delle erbe descritte nei precedenti capitoli.

I problemi sessuali riguardano molte persone e possono comprendere secchezza vaginale, perdite maleodoranti, disagio con l'intimità, rapporti sessuali dolorosi, inabilità ad avere o mantenere l'erezione, sensazioni di inadeguatezza, sensazioni di vergogna legate al sesso o emozioni che inibiscono il pieno piacere sessuale. Molte emozioni non salutari riguardanti il sesso derivano da esperienze precedenti, tra cui il modo in cui si è stati educati e la tendenza di alcune culture a fare del sesso un tabù. Alcuni dei problemi fisici riguardanti il sesso provengono da un corpo non in salute, ma altri possono avere origine da esperienze di tipo emotivo, come abbiamo visto nel caso di Elizabeth e dei suoi spasmi vaginali. Alcune persone hanno difficoltà sessuali a causa dei farmaci che assumono.

Infiammazioni, stress, alimentazione non equilibrata e livelli di zucchero non salutari possono esaurire le vostre ghiandole surrenali e creare squilibri ormonali, compresa la diminuzione dei livelli di testosterone. Avere livelli ormonali sbilanciati fa diminuire la lubrificazione vaginale, l'intensità dell'orgasmo e la potenza erettile. Sia gli uomini che le donne hanno una libido maggiore quando i loro livelli di testosterone sono nella norma.

La vostra capacità di provare piacere, anche quello sessuale, dipende da ormoni del benessere come serotonina, dopamina e GABA. Stress, depressione, alcuni farmaci e uno stato infiammatorio (dovuti a un'alimentazione errata, a intossicazione o a un apparato digerente debole) fanno diminuire la vostra capacità di provare piacere, pertanto, seguendo tutti i consigli che vi ho dato rispetto all'alimentazione e alla riduzione dello stress, migliorerà anche il vostro benessere sessuale.

Avere e mantenere l'erezione per gli uomini dipende da un intenso flusso sanguigno nel pene. Il fumo, l'infiammazione e una glicemia troppo elevata creano danni e causano la formazione di placche nei vasi sanguigni. Ciò comporta la diminuzione del flusso sanguigno verso gli organi vitali nel corpo, compreso il pene. Quindi se volete avere erezioni migliori e più durature, evitate di mangiare i cibi che creano infiammazione, guarite il vostro apparato digerente ed evitate di mangiare carboidrati semplici con troppa frequenza.

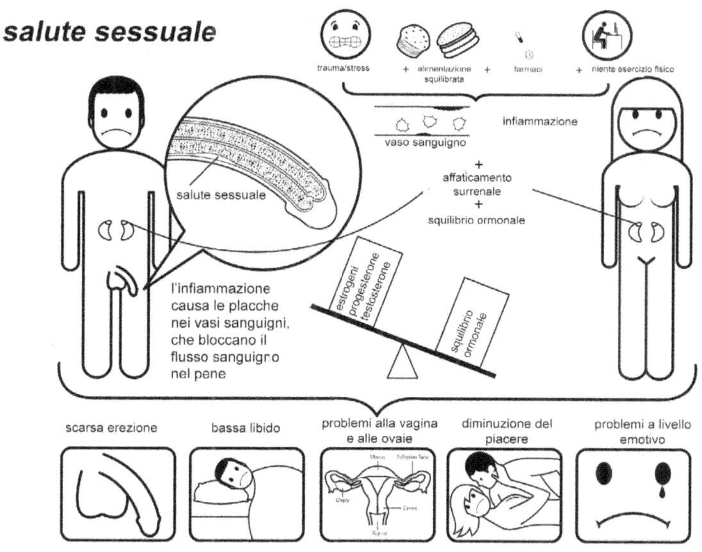

La salute emotiva può essere decisiva per la soddisfazione sessuale. In generale, sia gli uomini che le donne trovano il sesso più piacevole quando sono rilassati. Lo stress e le emozioni dolorose bloccano la nostra capacità di lasciarci andare e provare piacere intaccando anche i nostri sensi. Molti uomini trovano difficile avere un'erezione quando sono stressati, sono stati respinti dal partner o soffrono di ansia da prestazione. Vi consiglio fortemente di risolvere il vostro stress e i vostri problemi emotivi con un terapeuta e inoltre a utilizzare alcuni degli esercizi riportati nella sezione *"Esercizi mentali per migliorare il benessere e guarire il passato"*.

Per incoraggiarvi ulteriormente, voglio dirvi che dopo aver trascorso una settimana a risolvere le nostre emozioni nei ritiri di terapia della Gestalt, molti di noi riscontrarono un miglioramento della vita sessuale e si sentivano più aperti e a loro agio con i propri partner. La sensualità migliora lavorando sul nostro stress e sulle nostre emozioni.

Il sesso praticato in modo sano può fare bene alla salute. La maggior parte degli uomini nota una riduzione nello stress dopo aver fatto sesso, ma questo non è altrettanto comune nelle donne. L'orgasmo, sia negli uomini che nelle donne, favorisce il rilascio di un ormone denominato prolattina, che rilassa il corpo e migliora il sonno. Far sesso la sera può essere un buon rimedio per chi soffre di insonnia. Alcuni studi dimostrano che una regolare attività sessuale migliora l'immunità. Fare sesso di frequente è anche una forma di esercizio fisico e aumenta i livelli di testosterone, migliorando la vostra fiducia, il vostro stato d'animo e la vostra libido e può anche ridurre la depressione.

N.B. Secondo la medicina tradizionale cinese (MTC), fare sesso troppo di frequente dopo una certa età diminuisce la propria vitalità e può causare problemi di salute quali dolori lombo-sacrali, ginocchia deboli e scarsa memoria. La letteratura classica della medicina tradizionale cinese afferma i seguenti limiti approssimativi per la frequenza sessuale, che dipendono anche dallo stato di salute di una persona. Questi numeri si riferiscono principalmente all'uomo, che ad ogni eiaculazione perde una parte della propria vitalità:

1. 20 anni di età: 1-2 volte al giorno;

2. 30 anni di età: una volta ogni due giorni;

3. 40 anni di età: una volta ogni 3-4 giorni;

4. 50 anni di età: una volta ogni 8-10 giorni;

5. 60 anni di età: una volta ogni 15-20 giorni.

Ci sono molti altri modi per migliorare la vostra vita sessuale, ma non è l'obiettivo di questo testo. Ciò che è importante è comprendere che la salute fisica e il benessere emotivo sono strettamente correlati a una vita sessuale appagante. Voglio mostrarvi che ottimizzando il vostro benessere e guarendo le vostre emozioni la vostra vita sessuale può migliorare e migliorerà.

Vivere in modo sano

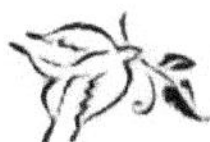

"L'unico modo di restare in salute è mangiare quello che non si vuole, bere quel che non piace e fare ciò che si preferirebbe evitare."
(Mark Twain)

Ho capito che nonostante quanto mangiassi bene e quanto mi prendessi cura di me stesso con erbe e integratori, nella mia vita stavo ancora facendo cose che mi nuocevano. Ci volle molto coraggio per cambiare abitudini che mi davano conforto solo perché mi erano familiari e che non erano necessariamente salutari.

Vi garantisco che ogni cambiamento di cui parlo in questi capitoli funziona davvero. Vi prego di non cadere in un errore molto comune, ovvero pensare che alcune di queste cose con voi non possano funzionare o che non dobbiate apportare dei cambiamenti se non ne avete voglia. Il cambiamento è difficile per molte persone e voi non fate eccezione. Anche se l'idea di cambiare vi reca disagio, non vuol dire che non sia la cosa giusta da fare. Gli esseri umani si sentono a proprio agio con le esperienze e gli ambienti familiari anche se sono nocivi per la propria salute, quindi fate questo atto di fede e provate questi esercizi finché non vedrete i risultati.

Iniziamo dalle basi, dal mangiare, dormire, fare esercizio fisico e rilassarsi nel modo giusto!

Mangiare i cibi giusti

Uno dei passi più importanti che ho compiuto nella mia vita, che ha aiutato le mie emozioni in modo concreto, è stato cambiare la mia alimentazione e praticare esercizio fisico con regolarità. Nonostante le terapie che ho seguito, senza un'alimentazione sana e semplice non avrei mai potuto raggiungere il mio attuale stato emotivo. I nutrienti aiutano ogni organo del corpo a funzionare in modo ottimale. Aiutano, inoltre, a produrre neurotrasmettitori, ormoni, enzimi e ogni altra sostanza chimica che nutre gli organi nel vostro corpo. Senza un'alimentazione adeguata, il vostro corpo sarà più incline a stress emotivi e farete anche più fatica a riprendervi dai problemi emotivi.

La maggior parte dei nutrienti di cui avete bisogno è presente nel cibo, ma a causa della diminuzione della qualità dei suoli e delle pratiche agricole dannose, **molti degli alimenti che mangiate non contengono nutrienti sufficienti per essere di valore terapeutico.** Inoltre, la quantità di stress giornaliero che gli esseri umani attualmente affrontano richiede molto più sostegno nutrizionale di quanto possano fornire i nostri alimenti. Quindi c'è bisogno di utilizzare integratori alimentari per supplire a questa carenza e per affrontare lo stress della vita quotidiana. Prima di trattare gli integratori alimentari, parliamo di come ricavare il più possibile dal nostro cibo e mangiare nel modo più salutare.

Mangiate molte verdure fresche con colori che spaziano dal verde al rosso, al giallo, all'arancio, al viola. Verdure di colori diversi contengono nutrienti diversi per sostenere il vostro organismo. Mangiare ogni giorno verdure di colori diversi fornisce una buona varietà di nutrienti per il vostro benessere generale.

Mangiate verdure croccanti e con foglie, perché forniscono fibre che si legano alle tossine nel vostro intestino e le rimuovono dal corpo attraverso le feci.

Evitate il più possibile cibi raffinati, industriali o confezionati, perché la maggior parte di essi ha un elevato contenuto di carboidrati e di sale e un basso contenuto di nutrienti essenziali.

I cibi industriali contengono inoltre molti additivi e sostanze chimiche che il vostro corpo deve elaborare. Questi additivi sono nocivi per il corpo e aggiungono un ulteriore carico per il fegato causando un aumento di intossicazione. Il vostro corpo deve inoltre impiegare troppi nutrienti preziosi per elaborare gli additivi, il che significa che i cibi industriali privano il vostro corpo dei nutrienti che già possiede.

Evitate di assumere troppi carboidrati e zuccheri semplici, che causano squilibrio di zucchero nel sangue ed esauriscono le vostre ghiandole surrenali. Gli zuccheri e i carboidrati semplici causano, inoltre, un rapido aumento di peso e hanno un basso valore nutritivo. Se vi saziate con i carboidrati mangiate una minor quantità di altri alimenti nutrienti.

"Fa' che il cibo sia la tua medicina e che la medicina sia il tuo cibo"
(Ippocrate, 460-377 A.C.)

Assumere più proteine che carboidrati

Un altro modo molto efficace per stabilizzare l'umore è mantenere **stabili i livelli di glicemia** durante il giorno, mangiando più proteine e carboidrati complessi ad ogni pasto e come spuntino. Proteine (frutta secca, uova, semi, lenticchie, pesce, pollo, siero di latte, carne, tofu, yogurt e germogli) e carboidrati complessi (legumi, patate, mais, verdure e cereali non raffinati) necessitano di maggior tempo per la digestione rispetto ai carboidrati semplici e pertanto comportano un rilascio più lento e più stabile di nutrienti nel sangue.

Molte persone assumono carboidrati raffinati o semplici, come toast, biscotti o paste, con il caffè a colazione o come spuntino e questi causano un rapido aumento della glicemia. Questo aumento repentino causa la produzione di grandi quantità di insulina e ormoni surrenali, portando all'affaticamento surrenale, come riportato nel capitolo *"Ghiandole surrenali"*. I repentini picchi di insulina nel corpo fanno scendere la glicemia molto rapidamente a livelli eccessivamente bassi, rendendovi, nel bel mezzo della giornata, stanchi, affamati, ansiosi o irritabili semplicemente a causa dell'**ipoglicemia**. L'abbassamento della glicemia provoca, inoltre, il desiderio di assumere più spesso cibi da spuntino, spingendovi a mangiare cibi non salutari e peggiorare la vostra salute.

L'ideale sarebbe che i vostri pasti fossero composti al 50% da verdure verdi o verdure miste, al 30% da proteine e al 20% da carboidrati (riso, pasta, patate, farina di granoturco, ecc.). Dovreste fare degli spuntini con proteine come frutta secca e semi durante il giorno per mantenere stabile la vostra glicemia.

- **Verdure (50%):** verza, broccoli, taccole, insalata, barbabietola, peperoni, cavolini di Bruxelles, spinaci, fagioli verdi.

- **Proteine (30%):** pesce, uova, pollo, lenticchie, tofu, ceci, mandorle, frutta secca, semi, quinoa.

- **Carboidrati (20%):** riso, patate, polenta, manioca.

Caffeina e benessere

La caffeina stressa le vostre ghiandole surrenali senza fornire loro alcun nutrimento. Come osservato nel capitolo *"Ghiandole surrenali"*, **l'affaticamento surrenale è una delle cause principali di ansia e depressione**. La caffeina, inoltre, blocca l'azione dell'adenosina, un neurotrasmettitore che agisce come sedativo naturale. Senza un sonno adeguato, l'ansia e la depressione peggiorano. La caffeina non è presente solamente nel caffè ma anche nel tè, in alcune bevande gassate e medicine e in altri prodotti ancora. Tè e caffè decaffeinati non sono salutari perché sono prodotti mediante processi chimici sintetici. È meglio scegliere un tè alle erbe (cfr. capitolo "Erbe medicinali") che sapete essere salutare per voi.

Alcol e benessere

Bere alcol in piccole quantità va bene per alcune persone e a volte può persino essere salutare, come nel caso del vino rosso che può essere benefico per le malattie cardiache. Nelle persone depresse o ansiose, tuttavia, l'alcol destabilizza facilmente i livelli di cortisolo e ha un impatto negativo anche in piccole quantità. L'alcol priva il corpo di vitamine essenziali, specialmente quelle del gruppo B che sono fondamentali per il benessere emotivo. L'alcol inoltre interferisce con i processi del fegato e con i livelli di glicemia, causando squilibri chimici nel sangue e nel cervello. Un eccesso di alcol interferisce con la vostra capacità di lavorare e può far aumentare lo stress dovuto a motivi economici, che è spesso tra le cause principali dell'ansia. Un uso eccessivo di alcol può rovinare la vostra vita familiare e sociale, rendendo molto più difficile la vostra guarigione, perché potreste perdere il sostegno delle persone intorno a voi.

Praticare esercizio fisico regolarmente

"Se non trovate del tempo da dedicare alla salute oggi, dovrete farlo in seguito"
(Anonimo)

L'esercizio fisico è una delle cose più importanti che potete fare per sentirvi meglio. Senza esercizio fisico, per molte persone le possibilità di rimettersi completamente sono minime, pur assumendo tutti gli integratori e le erbe consigliate in questo testo. L'esercizio fisico regolare riduce l'impatto che lo stress ha avuto sul vostro corpo e fa aumentare la quantità di endorfine nel sangue. Le endorfine sono sostanze chimiche che fanno sentire bene. L'esercizio fisico leggero e regolare ripristina anche l'equilibrio nelle ghiandole surrenali e nei livelli di cortisolo. Quando si sente minacciato o sotto stress, il vostro cervello primitivo ha bisogno di combattere o fuggire per rilasciare lo stress e sentire di aver superato l'esperienza che lo minacciava. **L'esercizio fisico dà al cervello la sensazione di combattere o fuggire dallo stress.** Senza esercizio fisico, il cervello percepisce di non aver risposto in modo abbastanza efficace e rimane inconsciamente intrappolato in uno stato stressato e ansioso.

Fidatevi, non rinunciate ad uno dei modi più efficaci per sentirsi meglio, anche se non avete affatto voglia di cominciare. Un tempo facevo molta fatica a trovare la giusta motivazione per praticare esercizio fisico. In realtà non ci provavo nemmeno e trovavo giustificazioni come *"lo farò dopo quando veramente ne avrò voglia"* o *"oggi non mi sembra la cosa giusta da fare"* o *"prima finisco di scrivere questo libro e poi inizio a farlo"*. Tutte scuse! Qualunque sia il pensiero o la sensazione che vi impedisce di svolgere esercizio fisico, ricordatevi che vi meritate di sentirvi meglio. Non lasciate che il procrastinare vi ostacoli. Se non provate a iniziare a fare esercizio fisico ora, ci sarà sempre un altro motivo per non farlo e prima di rendervene conto saranno passati dei mesi e vi pentirete di non aver cominciato prima. Osservatevi e notate quanto potete essere convincenti quando volete evitare il disagio di cambiare le vostre abitudini.

Personalmente, se non ho voglia di fare esercizio fisico o penso di non avere proprio il tempo, mi assicuro di fare qualcosa che il mio corpo avverta come tale durante le mie attività giornaliere. Ad esempio, la mattina vado e torno dalla doccia facendo affondi, oppure faccio una rapida serie di addominali a letto quando mi sveglio o mentre leggo un libro. Faccio un po' di stretching, dei movimenti ampi oppure una piccola corsa sul posto quando faccio il bucato, lavo i piatti, appendo gli abiti o mentre aspetto che il cibo che ho preparato finisca di cuocere. Tutte queste piccole attività migliorano la circolazione sanguigna, aiutano a sentirsi meglio e diminuiscono la vostra riluttanza a svolgere attività fisica.

I benefici del relax

Alcuni di noi trovano molto difficile prendersi una pausa e rilassarsi perché il nostro subconscio pensa che sia necessario continuare a fare ciò che si sta facendo per sentirsi al sicuro e sopravvivere. In effetti, i cervelli di alcuni di noi sono così abituati e a proprio agio quando svolgiamo attività di routine da farci sentire più stressati quando proviamo a rilassarci. La nostra mente potrebbe dirci che non abbiamo tempo a sufficienza o che qualcosa non andrà per il verso giusto oppure che non riusciremo a realizzare ciò che vogliamo nella vita. Questo è ridicolo, se si guarda il quadro generale. Il rilassarsi è una parte fondamentale della propria vita. Infatti, le persone che dedicano tempo al relax alla lunga sono molto più produttive, perché hanno più energia e creano nuove connessioni neuronali che permettono loro di essere più creativi.

Non ho mai compreso il potere del relax finché non mi sono sforzato a cambiare le mie abitudini di vita frenetiche e ho iniziato a dedicare del tempo al divertimento. Se siete stressati o avete vissuto un evento traumatico in passato, dedicare regolarmente del tempo al relax aiuta il vostro cervello a superare la sua inconscia convinzione di essere ancora sotto minaccia. Senza periodi di relax regolari, la vostra mente resta eccessivamente vigile e continua a produrre ormoni dello stress. Meditare, fare esercizio fisico, suonare uno strumento o ascoltare della musica, fare attività che un tempo vi piacevano, passeggiare nella natura, ricevere trattamenti (massaggi, reiki, terapia di Bowen, shiatsu, agopuntura), dipingere, giocare con i vostri animali domestici e trascorrere il tempo in buona compagnia sono tutte attività che aiutano il vostro cervello a non creare connessioni neuronali non salutari e stressanti. Guardare la televisione, in particolare i notiziari, **non rilassa** il vostro corpo, ma può in realtà stancarlo ulteriormente a causa della costante attenzione che prestate restando seduti, in una posizione statica. Guardare la televisione inoltre toglie del tempo all'esercizio fisico o ad attività più salutari. Se volete guardarla, scegliete commedie o programmi con messaggi positivi perché le risate e il pensiero positivo aiutano il rilascio di endorfine, le quali riducono lo stress e generano benefici emotivi a lungo termine.

Abitudini del sonno salutari

Il vostro corpo è programmato per riposare a un orario specifico. Restando alzati fino a notte tarda obbligate le vostre ghiandole surrenali e gli altri organi a funzionare oltre le loro normali capacità. Evitare di far tardi la notte e coricarsi più o meno allo stesso orario rafforza le ghiandole surrenali e stabilizza le emozioni. Il capitolo *"Insonnia"* tratta più approfonditamente i ritmi salutari del sonno, ma se avete saltato quel capitolo perché non avete problemi di insonnia, ricordate questo punto chiave: **un buon sonno dipende dall'ormone melatonina**, prodotto in grande quantità durante il sonno continuativo e in completa oscurità, quindi accertatevi che la vostra stanza sia completamente buia durante la notte e che ci sia la minor quantità di rumori disturbanti possibile. Usate tende spesse ed eliminate luci notturne o radiosveglie con display elettronici. Eliminate anche telefoni cellulari e dispositivi elettronici dalla vostra camera da letto perché emettono frequenze elettromagnetiche che impediscono al vostro cervello di cadere in un sonno profondo.

I benefici di una routine regolare

Le vostre **ghiandole surrenali** sono stimolate a produrre ormoni in base alle diverse attività che svolgete, tra cui mangiare, dormire, praticare esercizio fisico e lavorare. Solitamente seguono un ritmo circadiano, producendo cortisolo in grande quantità alle 8 del mattino e alle 4 del pomeriggio, e riducendo la produzione di cortisolo tra questi orari. È meglio svolgere le attività quali mangiare, dormire e fare esercizio fisico a orari regolari, per sostenere il ciclo naturale delle vostre ghiandole surrenali. Le routine irregolari esauriscono i surreni costringendoli a riadattare costantemente la loro produzione ormonale.

Spazi vitali salutari e ordinati

Dormite in una stanza disordinata o la vostra casa è un caos? Ci sono immagini o poster negativi, caotici o aggressivi nella vostra stanza? Mantenere il proprio ambiente positivo, pulito, ordinato e salutare permette all'energia di fluire liberamente attraverso i vostri spazi e di apportare benefici alla vostra salute. Alcune persone portano il lavoro a casa, in particolare in camera da letto. Questo aumenta notevolmente i livelli di stress, anche durante il sonno, perché non ci si distacca mai dall'energia del lavoro.

Leggete testi sul **Feng Shui**, un'antica pratica che insegna come posizionare gli oggetti nella stanza al fine di ottimizzare il benessere Mettete sul vostro frigorifero, sui mobili o sulle pareti parole positive quali amore, pace, gioia, amicizia, benessere, armonia e coraggio, frasi motivazionali e immagini di natura, cascate, tramonti e altro ancora, per avere sempre con voi i concetti di pace, calma, tranquillità, prosperità e natura. Una cosa semplice come questa può aiutare a lungo termine la vostra salute emotiva.

Fumo e salute mentale

Il fumo interferisce con la respirazione e fa diminuire la quantità di ossigeno che giunge alle vostre cellule. L'ossigeno è necessario alle cellule per il loro corretto funzionamento e al corpo per farlo sentire bene. Uno livello di ossigeno scarso fa ammalare le cellule e, col tempo, le porta alla morte. Inoltre provoca stanchezza e fa aumentare il livello di tossine nel corpo. Tutti questi fattori compromettono la salute del vostro corpo e riducono l'energia che avete per svolgere esercizio fisico, dandovi meno possibilità di guarire completamente.

Yoga

Amo lo yoga perché porta cambiamenti sia fisici che emotivi, offrendo benefici duraturi per la salute. Il tipo di yoga che ritengo migliore per guarire la depressione è il **Kundalini yoga**, che utilizza canti speciali, posizioni e tecniche di respirazione per vincere la malattia. Se trovate un insegnante di Kundalini yoga nel vostro quartiere seguitelo, ma va bene un qualsiasi corso di yoga. Di seguito, ho spiegato una posizione yoga che utilizzo per ridurre i livelli di stress. Si chiama posizione del leone, anche nota come Simhasana. Iniziate con questa posizione e quando siete pronti cercate un corso di yoga vero e proprio.

Simhasana

- Inginocchiatevi sul pavimento con le dita dei piedi rivolte all'indietro e mettete la caviglia destra sopra caviglia sinistra. Sedetevi sul tallone destro.

- Mettete le mani sulle ginocchia e apritele allungando le dita il più possibile.

- Aprite la bocca sempre di più finché non è spalancata. Quindi stendete la lingua il più possibile, e continuate a farlo cercando di raggiungere il mento.

- Quindi spalancate gli occhi e continuate a farlo mentre tenete le dita e la bocca aperti e allungati. Una volta che i vostri occhi sono completamente spalancati, fissate lo sguardo sulla punta del naso.

- Mentre tutto è allungato e aperto, inspirate profondamente attraverso il naso ed espirate attraverso la bocca emettendo un suono simile a un ruggito, un "haaaaa", lasciando che l'aria scorra nella vostra gola. Continuate a respirare in questo modo tenendo questa posizione per almeno cinque minuti. Ricordate di rilassare le spalle e la fronte mentre respirate. Se vi gira la testa, interrompete.

- Abbandonate questa posizione rilassando gli occhi e le mani e riportando la lingua nella bocca. Centratevi, facendo qualche respiro rilassato. Eseguite questa posizione due volte al giorno, anche di più se vi va, in particolare dopo il lavoro per alleviare lo stress.

Respirazione a narici alternate

Consiglio la respirazione a narici alternate a quasi tutti i pazienti che seguo. Questo tipo di respirazione, nota anche come *anuloma viloma pranayama*, riduce lo stress, libera la mente e rivitalizza il sistema nervoso. È conosciuta in tutto il mondo per essere efficace contro depressione, ansia, insonnia, pressione sanguigna alta, asma, allergie e altre malattie. Migliaia di persone la utilizzano quotidianamente.

La tecnica *anuloma viloma*

- Prima di iniziare questo esercizio, assicuratevi di essere seduti comodamente, a gambe incrociate, posizione nota in yoga come posizione del loto, o in un qualunque altro modo comodo.

- Con il pollice destro chiudete la narice destra e iniziate a inspirare dalla sinistra. Allo stesso tempo, ponete dito indice e dito medio al centro della fronte, dove si trova il terzo occhio.

- Alla fine dell'inspirazione togliete il pollice dalla narice destra e chiudete la sinistra con l'anulare e il mignolo mentre espirate, tenendo ancora il dito indice e il dito medio al centro della fronte.

- Espirate fino in fondo e lentamente attraverso la narice destra, mentre la sinistra è chiusa.

- Quindi, sempre tenendo la narice sinistra chiusa, inspirate a fondo, lentamente, attraverso la destra.

- Al termine dell'inspirazione, scambiate di nuovo le dita, chiudendo la narice destra con il pollice e togliendo il dito anulare e il mignolo da quella sinistra.

- Espirate a fondo e lentamente attraverso la narice sinistra, con la destra chiusa.

- Continuate ad alternare in questo modo le narici e a respirare per circa cinque minuti. Se iniziate ad avvertire segni di stordimento o vi gira la testa interrompete immediatamente, ma riprendete l'esercizio successivamente nel corso della giornata. Potete eseguirlo fino a due o tre volte al giorno, preferibilmente prima del tramonto.

- La sequenza di respirazione inizialmente potrebbe sembrare complicate. Mentre respirate ricordatevi semplicemente queste parole: dentro, cambio, fuori... dentro, cambio, fuori... dentro, cambio, fuori... Questo vuol dire che scambiate le dita solo dopo l'inspirazione e poi espirate dopo il cambio.

Mani che calmano l'ansia

Se siete bloccati in aeroporto o vi trovate in una situazione difficile e siete in ansia o state avendo un attacco di panico, un modo rapido per trovare sollievo può essere poggiare una mano sull'addome sotto l'ombelico e l'altra sopra il plesso solare. Mentre respirate in modo calmo, concentratevi sulle vostre mani. L'azione chiave da compiere in questo caso è di concentrarsi su dove si trovano le mani. La vostra respirazione diventerà rilassata e la vostra ansia diminuirà.

Omeopatia, agopuntura, counseling, medicina energetica, erbe e alimentazione

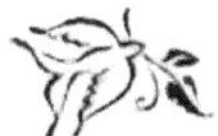

L'energia crea la materia, come è stato spiegato dalla fisica quantistica. Ciò risulta anche vero per il corpo. Il vostro corpo fisico è creato dalle vibrazioni di energia che creano la materia. È inoltre influenzato dalle emozioni perché emettono frequenze energetiche, di carattere sia positivo che negativo. **Le emozioni positive favoriscono il manifestarsi di processi salutari** quali l'aumento dell'immunità, uno stato d'animo migliore, meno dolore e un atteggiamento più positivo riguardo alla vita. Quando siete influenzati negativamente da un evento o provate emozioni negative, **le emozioni negative stressano tutto il vostro corpo,** compresi organi come le ghiandole surrenali, pancreas, fegato, apparato digerente e tiroide, che influenzano il benessere emotivo a lungo termine.

Prima di trattare la medicina energetica e il counseling, è importante comprendere che le emozioni esistono sotto forma di frequenze energetiche e vibrazioni dentro ed intorno al corpo. Attorno al vostro corpo c'è un campo energetico o vibrazionale denominato aura. Le vostre emozioni esistono sotto forma di entità vibrazionali all'interno dell'aura e dentro le vostre cellule. Queste vibrazioni sono ciò che avvertite dagli altri quando sono arrabbiati, tristi o provano una qualunque emozione. L'aura è un campo energetico di comprovata esistenza che gli scienziati misurano con la fotografia Kirlian e altri dispositivi avanzati. Ci sono persone che vedono l'aura o la percepiscono. La Dott.^{ssa} Barbara Brennan, fisico della NASA, iniziò a usare la sua conoscenza di fisica quantistica per lavorare nell'ambito della guarigione energetica e ha scritto uno dei miei libri preferiti, *"Mani di luce"*, che descrive molto bene il collegamento tra energia, materia, aura, emozioni e malattie.

Quando le emozioni o le esperienze negative permangono a lungo senza essere risolte, continuano ad avere un'influenza negativa sul nostro corpo. Abbiamo visto gli effetti dei modelli emotivi che perdurano (EHP) nel capitolo *"Gli effetti delle esperienze di tipo emotivo"*.

Le emozioni irrisolte causano ansia e depressione e altri sintomi tra cui:

- Ulcere, nelle persone stressate.

- Emicrania, nelle persone che hanno subito traumi o abusi sessuali.

- Sindrome dell'intestino irritabile e feci lente, nelle persone che soffrono di ansia.

- Cisti ovariche e fibromi, in alcune donne.

- Sintomi diversi in persone diverse, in base all'esperienza traumatica vissuta e all'individualità.

Dopo aver risolto le esperienze di tipo emotivo e i pensieri negativi la vostra aura vibrerà in un modo molto più salutare. **Man mano che aumenta la risoluzione delle emozioni, diventa più facile guarire dall'ansia e dalla depressione** perché l'impatto stressante delle emozioni negative sul corpo diminuisce molto e le emozioni positive iniziano ad avere una maggiore influenza. Le emozioni, inoltre, influenzano la vostra consapevolezza e il modo in cui percepite il mondo. Risolvendo le vostre emozioni poco salutari, inizierete a sviluppare una mentalità positiva riguardo alla vita, distaccandovi dalle abitudini non salutari, facendo scelte di stile di vita più sane e divenendo più capaci di generare altri cambiamenti positivi per voi stessi. Col tempo svilupperete una "spirale crescente" di salute fisica ed emotiva.

Ci sono molti rimedi che aiutano a rivolvere le esperienze traumatiche a livello emotivo e a trasformare gli EHP nella vostra aura e nelle vostre cellule in vibrazioni più salutari che abbiano un effetto più positivo su mente e corpo. Queste comprendono counseling, psicoterapia, esperienze positive, meditazione, perdono e atteggiamenti positivi. Anche le medicine energetiche come l'omeopatia e i fiori di Bach possono essere utili.

I farmaci convenzionali sono utili nel controllare i sintomi dell'ansia e della depressione e possono essere necessari in momenti di crisi. Tuttavia, questi farmaci semplicemente **controllano** la risposta chimica del vostro corpo alle emozioni difficili, senza risolvere le emozioni stesse. Essi non curano in modo permanente le esperienze di tipo emotivo che esistono come entità vibrazionali nella vostra aura e nelle vostre cellule e che continuano ad avere un impatto stressante sul vostro corpo. È pertanto fondamentale utilizzare il counseling e le terapie energetiche, anche se state facendo uso di medicine convenzionali, per eliminare queste emozioni dal vostro campo energetico e guarire in modo più permanente. I farmaci convenzionali possono essere visti come il gesso che si mette sull'osso rotto mentre sta guarendo; non è necessario mantenere l'ingessatura dopo che si è completato il processo di guarigione.

Counseling e psicoterapia

La psicoterapia e il counseling consistono nel parlare con un terapista al fine di risolvere emozioni difficili. Questo vi aiuta a identificare, elaborare e rilasciare eventi nella vostra vita che contribuiscono al vostro attuale comportamento e stato emotivo. I terapisti possono anche darvi suggerimenti ed esercizi che aiutino a sviluppare emozioni più positive e risposte comportamentali più salutari in caso di situazioni difficili. La programmazione neurolinguistica (PNL), la terapia della Gestalt, la EFT (tecniche di libertà emotiva), la EMDR (desensibilizzazione e rielaborazione attraverso i movimenti oculari) e il quantum coaching sono alcune delle terapie che preferisco. Queste tecniche aiutano a trasformare e a liberare i modelli emotivi che perdurano e rendono libera la vostra mente, dando sollievo alle vostre ghiandole surrenali e a tutto il vostro corpo rispetto allo stress cronico. Queste terapie, inoltre, aiutano a diventare più autentici e ad agire in modo coraggioso e vi sostengono nell'apportare cambiamenti positivi alla vostra vita.

"Shelley" era una mia paziente che era stata abusata sessualmente in età adolescenziale. Era estremamente confusa rispetto a questa situazione e aveva provato a parlarne con il padre che, tuttavia, non era disponibile dal punto di vista emotivo. Poiché non aveva nessuno a cui rivolgersi, visse per molti anni con la sua confusione e il suo senso di colpa. Non aveva fiducia nelle persone ed interagiva con tutti sempre in modo superficiale, nascondendo la sua vergogna e la sua confusione. Ne risentirono fortemente la sua autostima e le sue interazioni sociali. Fu solamente quando venne da me che le fu permesso di provare la confusione che sentiva di fronte a qualcuno (il terapista) e **si creò uno spazio sicuro** per lei nel quale potesse elaborare il suo senso di colpa e tutte le altre emozioni confuse legate alla violenza sessuale.

L'aura, la medicina energetica e il corpo

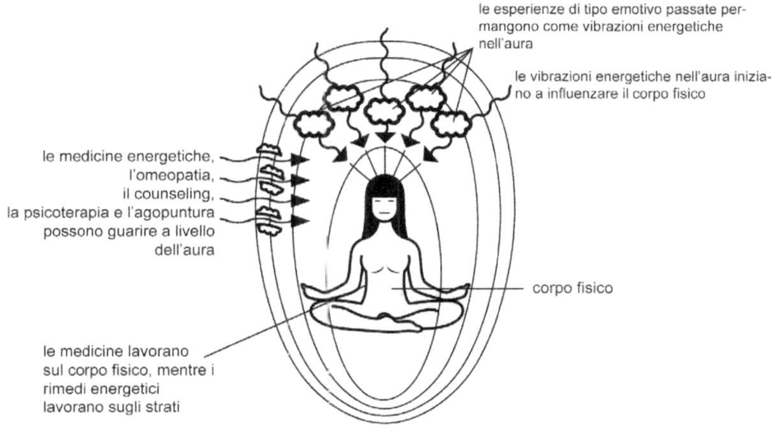

Dopo aver ricevuto del counseling da me per diverse settimane, Shelley iniziò ad avere fiducia nel suo giudizio interiore e a interagire con il prossimo con maggior sicurezza. Trovò più semplice disfarsi di relazioni non salutari, poiché aveva maggiore autostima. Con il ritorno della sua autostima, iniziò a cambiare completamente il suo punto di vista sulla vita e si sentì più accettata dalle persone. Se non avesse fatto questa terapia, Shelley sarebbe ancora bloccata in modelli non salutari senza capire perché non riusciva a controllarli.

Ognuno ha la capacità di cambiare le proprie emozioni indipendentemente da quali esperienze abbia vissuto. La terapia aiuta a sviluppare la chiarezza e la capacità di recupero a livello emotivo, per poter avere migliore cura di sé stessi e creare una vita migliore. Se vi interessano delle sessioni di counseling, sono felice di vedervi personalmente o su *Skype*. Troverete tutte le informazioni sul mio sito internet www.drameet.com.

Omeopatia

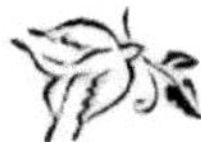

La scienza unita alla saggezza antica ha creato rimedi che interagiscono con le nostre frequenze energetiche per trasformarle in frequenze salutari o più positive. Queste forme di medicina sono note come medicina vibrazionale e i tipi più comuni sono i rimedi omeopatici e i fiori di Bach. L'omeopatia, riconosciuta dall'Organizzazione Mondiale della Sanità, è nata in Germania e utilizza sostanze altamente diluite somministrate in dosi molto piccole per stimolare la capacità del corpo di guarire sé stesso.

L'omeopatia è basata sul principio del *"similia similibus curentur"* (il simile sia curato dal simile) o **"legge dei simili"**, che afferma che una malattia o condizione mentale può essere curata da una sostanza che produce sintomi simili in persone sane quando è somministrata in quantità elevate o tossiche. La bellezza dell'omeopatia è che guarisce i modelli emotivi che perdurano in modo decisivo ed è anche utilizzata per trattare traumi emotivi subiti nel passato. L'omeopatia fornisce una cura a lungo termine anziché sopprimere i sintomi della malattia.

"È più importante sapere quale tipo di persona ha una malattia che sapere quale tipo di malattia ha una persona" (Ippocrate – 460-377 A.C.)

Persone diverse reagiscono in modo diverso agli eventi e quindi sviluppano sintomi emotivi peculiari e unici. L'omeopatia usa questi **sintomi unici e individuali** per determinare quale rimedio funzionerà meglio per il vostro specifico stato emotivo. La bellezza di questo approccio individualizzato è che utilizza rimedi molto precisi e quindi molto efficaci. Descrivo di seguito alcuni rimedi e i sintomi emotivi ad essi correlati. Molti di questi rimedi si possono anche utilizzare per risolvere stress o esperienze traumatiche avvenute nel passato.

"Mary", figlia di genitori divorziati, è cresciuta con sua madre e il nuovo fidanzato con cui conviveva. Sua madre era così presa dal compagno da trascurare spesso le esigenze emotive della figlia. Mary si sentiva esclusa e l'uomo non era molto gentile con lei. Sentirsi trascurata era molto doloroso per Mary e giorno dopo giorno divenne sempre più triste e introversa. Poiché pensava che nessuno potesse prendersi cura di lei a livello emotivo, si isolò anche dagli altri bambini a scuola. Diventata poi adulta, non riuscì mai a socializzare liberamente e spesso scoppiava a piangere quando era da sola.

Questi sintomi, ovvero l'isolamento sociale, il piangere quando si è soli e il sentirsi trascurati da un genitore o una persona amata, sono tipicamente associati al rimedio omeopatico natrum muriaticum Quest'ultimo è anche eccellente per guarire esperienze traumatiche originate dalla separazione da una persona amata, come ad esempio in caso di fine di un rapporto sentimentale. Dopo diverse settimane di assunzione di natrum muriaticum 200 CH, Mary iniziò a piangere meno e a sentirsi meno isolata. La sua fiducia in sé stessa aumentò e iniziò ad aprirsi di più con gli altri tanto da intraprendere una relazione stabile e felice. Il rimedio omeopatico giusto ha il potere portare alla luce la forma più salutare della propria personalità e inoltre rimuove gradualmente gli effetti negativi dei traumi emotivi.

Arsenicum album (*Ars*) è per chi si sente insicuro o ansioso e si preoccupa spesso per i propri familiari e per la sicurezza economica. Spesso queste persone si sentono peggio quando sono sole, in particolare di notte, e si sentono meglio in compagnia. Le paure tipiche di chi ha bisogno di Arsenicum album sono quella della morte, di essere rapinati, di ammalarsi, che accada qualcosa di spiacevole alle persone amate e della povertà. Questi individui possono essere perfezionisti o persone che mettono sempre tutto in ordine, il che offre loro un falso senso di controllo. Ho trattato una paziente che soffriva di disturbo ossessivo-compulsivo che faceva le pulizie in casa continuamente e aveva una grande paura dei germi e che la sua famiglia fosse contaminata dalla sporcizia (la paura che accadesse qualcosa alle persone amate). Già con un solo trattamento trasformò la sua vita e divenne molto più calma, così da migliorare il rapporto con il marito.

Natrum muriaticum (*Nat-mur*) è uno dei rimedi più utili per la depressione dopo una perdita, un tradimento o la fine di una relazione. Le persone che hanno bisogno di natrum muriaticum soffrono molto a lungo per un lutto o la perdita di qualcuno e interiorizzano il loro dolore. Sono sensibili, non amano parlare delle proprie emozioni, non piangono in pubblico, preferiscono essere lasciate sole e non hanno piacere a essere consolate. Poiché interiorizzano il loro dolore, portano rancore verso chi li ha feriti e spesso sono malfidati. In privato piangono molto e spesso piangono mentre ascoltano la musica. Spesso sono anche molto responsabili.

Aurum metallicum (*Aur*) è un rimedio omeopatico ricavato dall'oro. Le persone che ne hanno bisogno si sentono sole, depresse, inutili o svuotate, spesso dopo un grande lutto o dolore. A causa di questo senso di inutilità e solitudine sono molto sensibili alle critiche e temono di essere inutili. In molti hanno pensieri suicidi o hanno tentato il suicidio. Tendono a soffrire molto di sensi di colpa, vergogna o rimorso. Queste persone possono aver avuto delle grandi aspettative che non sono riuscite a soddisfare o aver commesso un errore che le ha portate all'autoaccusa, al senso di colpa e di inutilità e alla depressione. Le persone che necessitano di Aurum pregano molto, talvolta in modo ossessivo.

Calcarea carbonica (Calc) è per le persone oppresse dal lavoro o dalle preoccupazioni e dallo stress, tutte cose che le portano all'esaurimento, alla depressione, alla confusione e al crollo. Queste persone sono di solito molto responsabili, grandi lavoratori che hanno accettato troppo lavoro e si sono esauriti. In uno stato di stress o di esaurimento spesso provano confusione, scoraggiamento, ansia, autocompassione, depressione, malinconia, voglia di piangere, pensiero rallentato e ansia verso il futuro, in particolare per la salute o per la sicurezza riguardo al lavoro. È doloroso per loro sapere di eventi spiacevoli avvenuti ad altri e si dispiacciono molto quando sentono delle cattive notizie. Spesso hanno freddo facilmente.

Ignatia è un grande rimedio da usare per coloro che hanno subito uno shock, delusione, rifiuto, umiliazione o la fine di una relazione sentimentale. Queste persone provano ansia mista a depressione e paura, spesso trattengono le lacrime, tengono dentro le loro sensazioni quando sono con gli altri e piangono quando sono sole. Potrebbero sospirare molto, sbadigliare o sentire un groppo in gola. Molti diventano ipersensibili e si arrabbiano quando vengono contraddetti perché reprimono la propria vulnerabilità.

Kali phosphoricum (Kali) è uno dei rimedi migliori per l'esaurimento nervoso. È per le persone che hanno lavorato troppo o hanno subito un lungo e continuativo stress emotivo. Sono così esauriti da non riuscire a concentrarsi, il che fa perdere loro la fiducia e li fa sentire ancora più distrutti, nervosi e depressi. I loro nervi sono così infiammati che possono diventare ipersensibili al rumore e alla luce e possono soffrire di insonnia. Chi è in questo stato ha anche bisogno di sostenere le ghiandole surrenali con erbe che le nutrano e vitamine del gruppo B.

Nux vomica (*Nux-V*) è particolarmente consigliata per le persone irritabili, che si turbano o si arrabbiano facilmente, in particolare per problemi di lavoro o se le cose non sono nel posto giusto. Nux vomica è anche un eccellente rimedio per disintossicare il fegato e alleviare la stitichezza cronica, che influenza anche la salute emotiva.

Phosphoricum acidum è un ottimo rimedio per l'esaurimento surrenale e la depressione dovuti a stress emotivo, fine di relazioni sentimentali o eccesso di lavoro. Le persone che ne hanno bisogno si sentono indifferenti, in particolare rispetto alle attività che di solito trovano divertenti e verso i propri familiari. Hanno anche difficoltà a comunicare con chiarezza e soffrono di scarsa memoria, affaticamento e scarsa concentrazione. Questo rimedio, inoltre, aiuta le persone che perdono i capelli o i cui capelli diventano grigi o bianchi dopo un lutto, dolore, paura o stress.

Pulsatilla aiuta le persone depresse, tristi, bisognose di affetto e che vogliono essere consolate. Queste persone si autocompatiscono o si sentono meglio quando vengono compatite e possono talvolta apparire appiccicose o lamentose. Spesso si sentono meglio all'aperto, dopo aver pianto o dopo essere state consolate.

Sepia è un rimedio efficace per le donne che soffrono di problemi emotivi dovuti a squilibri ormonali. È anche adatto a persone depresse ed esaurite, spesso a causa di un eccesso di lavoro. Queste persone diventano indifferenti nei confronti dei loro familiari e di attività che un tempo amavano svolgere, preferiscono essere lasciate sole e possono arrabbiarsi se qualcuno tenta di consolarle. Sono spesso irritabili con i propri cari, in particolare con i partner.

Staphysagria è efficace per coloro che crollano o sono depressi perché reprimono la propria rabbia e le proprie emozioni dopo umiliazioni, critiche e delusioni. È adatto a persone che provano molta vergogna e poca fiducia e sono estremamente sensibili alle critiche. Spesso appaiono molto piacevoli, tuttavia sono inclini ad attacchi di irritabilità dovuti alla rabbia repressa.

Molti altri rimedi omeopatici sono utili per il dolore emotivo. È fondamentale osservare i sintomi individuali e comprendere pienamente la persona per selezionare il rimedio opportuno. I medici omeopati e i naturopati sono preparati a osservare le caratteristiche peculiari di una persona che forniscono informazioni necessarie a scegliere i rimedi più adatti. Io utilizzo sempre rimedi omeopatici con chi soffre di problemi emotivi e consiglio fortemente di consultare un omeopata o un naturopata per questo. Potete anche consultare me, tramite il mio sito internet www.drameet.com.

Fiori di Bach

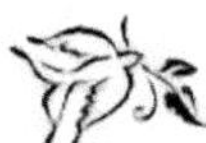

Sviluppati dal Dr. Edward Bach, i fiori di Bach sono rimedi omeopatici ricavati da essenze floreali. I fiori di Bach guariscono i problemi emotivi **senza sopprimere** le emozioni, poiché risolvono i modelli emotivi che perdurano e trasformano le frequenze energetiche nell'aura e nel corpo in vibrazioni più salutari. Ci sono 38 diversi fiori di Bach per differenti stati emotivi quali senso di colpa, ansia, paura, gelosia, rabbia, irritabilità, depressione, attaccamento al passato, esaurimento, shock, e molto altro. Questi rimedi possono aiutarvi a stare meglio dal punto di vista emotivo, gestire meglio situazioni emotive e vedere la vita da una prospettiva migliore.

Personalmente, impiego sempre i fiori di Bach per i pazienti con problemi emotivi, perché alleviano in modo significativo le emozioni difficili da gestire mentre la persona lavora per correggere la propria alimentazione e cambiare il proprio stile di vita. Utilizzo i fiori di Bach anche quando il paziente sta prendendo un rimedio omeopatico specifico, perché coprono un ampio spettro di emozioni e aiutano le persone a guarire velocemente. Ho elencato alcuni fiori di Bach che potete assumere combinati tra loro (un massimo di cinque rimedi per volta) o separatamente, per qualsiasi emozione che trovate difficile da gestire. Potete inoltre completare la scheda dei fiori di Bach sul mio sito per trovare i **rimedi più adatti a voi.**

Fiori di Bach per l'ansia

Agrimony è adatto a voi se fate finta che vada tutto bene, atteggiando un viso coraggioso o allegro nonostante le difficoltà emotive. Dietro questo apparente coraggio siete probabilmente turbati e ansiosi e potreste rimanere svegli la notte a causa di pensieri stressanti.

Aspen è per le persone che sono nervose o ansiose, hanno un senso di paura o apprensione senza un motivo specifico. È adatto a chi soffre di paure inspiegate e si preoccupa per motivi sconosciuti.

Cerato è per le persone che dubitano del proprio giudizio e della propria capacità di prendere decisioni. Essi cercano le opinioni e i consigli altrui prima di decidere qualcosa. Cerato è molto efficace se avete bisogno della rassicurazione altrui riguardo alle vostre scelte, le mettete spesso in dubbio e avete perso la fiducia in esse.

Cherry Plum è adatto a chi ha paura di perdere il controllo della propria mente e del proprio corpo. Queste persone hanno comportamenti compulsivi o impulsivi che sanno essere sbagliati ma che controllano con fatica. A volte temono di poter ferire sé stessi o il prossimo e sentono di doversi impegnare molto per controllare i propri pensieri e le proprie emozioni e azioni.

Crab Apple è per le persone che provano vergogna per qualcosa che hanno fatto o per qualcosa che riguarda il loro corpo. È usato da chi si sente sporco o contaminato da qualcosa, spesso dopo aver fatto qualcosa che si reputa sbagliato o dopo aver subito un abuso. Trovo inoltre che Crab Apple aiuti chi soffre di autolesionismo, anoressia, auto-mutilazione e chi si preoccupa per piccoli problemi fisici quali brufoli o imperfezioni cutanee.

Elm è eccellente per voi se vi sentite sopraffatti, stremati o spaventati dalle vostre responsabilità, perché avete preso troppi impegni o avete troppe cose di cui occuparvi e sentite di non farcela più.

Larch è un rimedio molto efficace per migliorare la fiducia in sé stessi. Larch è efficace se non avete fiducia nelle vostre capacità oppure se non tentate per paura di fallire. È inoltre un buon rimedio se vi sentite spesso inferiori agli altri e li ritenete più capaci di voi.

Mimulus è molto efficace per le persone timide che hanno paure specifiche, quali buio, ragni, paura da palcoscenico, agorafobia, animali, volare, povertà, paura del confronto, ecc., in opposizione ad Aspen, adatto a chi ha paure non specifiche.

Olive è molto efficace per riprendersi da un esaurimento oppure se si è privi di vitalità a causa di situazioni difficili quali malattie croniche, eccesso di lavoro, divorzio, stress per problemi economici o altre forme di stress cronico. È un rimedio molto efficace sia per l'ansia che per la depressione perché aiuta le ghiandole surrenali a recuperare più velocemente.

Pine si usa con le persone che spesso si sentono in colpa e le aiuta a superare questa sensazione oltre che ad abbandonare i comportamenti limitanti che ne conseguono. Il senso di colpa impedisce di guarire dalla depressione poiché si tratta di un'emozione stressante che cronicizza l'esaurimento surrenale.

Red Chestnut è per le persone che sono ansiose o si preoccupano troppo per gli altri, in particolare i propri familiari, e temono che accada loro qualcosa di spiacevole. Red Chestnut è adatto ai genitori che soffrono di ansia perché si preoccupano molto dei figli.

Rock Rose è adatto a chi ha vissuto un evento spaventoso come un incidente, un trauma o una violenza che lo ha reso incline all'ansia. È un rimedio efficace da impiegare se soffrite o avete sofferto di terrore estremo, incubi, panico o attacchi isterici.

Scleranthus è un rimedio molto efficace per l'indecisione, l'incertezza e l'esitazione. È per le persone che non sanno decidersi e possono provare angoscia quando obbligate a prendere una decisione. Queste persone spesso hanno grandi sbalzi d'umore e non sono nemmeno sicure di come si sentono rispetto alle situazioni che stanno vivendo.

Star of Bethlehem è un rimedio per gli shock ed è impiegato per le emozioni che nascono da un evento traumatico o un dolore significativo che ha scioccato la persona, anche se il trauma è avvenuto molto tempo prima. Utilizzo spesso questo rimedio perché molte persone hanno subito qualche forma di shock nella vita. Queste persone hanno spesso comportamenti compensativi perché la mente non riesce a gestire pienamente il trauma subito. Questa compensazione spesso porta ad ansia e depressione.

Sweet Chestnut è un rimedio molto efficace da usare quando vi sentite profondamente disperati e avete raggiunto il vostro limite di sopportazione della situazione. Potreste provare molta angoscia e paura e sentire di essere allo stremo delle vostre forze. Sweet Chestnut calma l'angoscia mentale e aiuta a sentirsi più speranzosi. È anche molto efficace per la depressione e troverete ulteriori informazioni a riguardo nella sezione *"Fiori di Bach per la depressione"*.

Walnut aiuta le persone a interrompere relazioni non salutari e attaccamenti al passato, ad accettare il cambiamento e iniziare nuove esperienze in modo sano. I cambiamenti possono essere di qualunque tipo, ad esempio un matrimonio, un divorzio, il trovare un nuovo lavoro o cambiare scuola. Walnut facilita le vostre transizioni nella vita e vi aiuta a sentirvi meno stressati e ansiosi.

White Chestnut riduce l'angoscia mentale che deriva da pensieri indesiderati, intrusivi o ripetitivi e può essere d'aiuto in caso di paranoia e schizofrenia. White Chestnut attenua le elucubrazioni e le preoccupazioni insistenti che affollano la mente. È anche un buon rimedio da utilizzare se avete problemi a dormire perché vi preoccupate troppo.

Fiori di Bach per la depressione

Gentian aiuta le persone a riprendersi dai fallimenti e dalle delusioni. Aiuta chi si sente scoraggiato e dubita delle proprie capacità di riuscire dopo un contrattempo nella vita. La depressione può nascere da un insuccesso e le persone depresse sono meno propense a tentare di nuovo, peggiorando quindi ulteriormente il loro stato perché delusi dalla propria inabilità a mettersi nuovamente alla prova.

Gorse è un rimedio molto efficace per la depressione, in particolare quando qualcuno sente che sta per arrendersi e prova un senso di disperazione. È adatto a chi ha perso la speranza e pensa che non valga la pena fare un nuovo tentativo. Gorse incoraggia le persone a sperare ancora e questo è spesso il primo passo per riuscire a uscire dalla depressione.

Honeysuckle è adatto a coloro che pensano troppo al passato anziché concentrarsi sul presente. È un rimedio per chi rimpiange il passato, pensa a cose perse molto tempo prima o per chi ha perso qualcuno che amava profondamente. Aiuta le persone a spostare l'attenzione dalla perdita e dal passato e a vivere più nel presente.

Hornbeam è per coloro che si sentono affaticati e deboli e rimandano le cose perché il pensiero di iniziare qualsiasi compito è per loro troppo opprimente. Questo avviene spesso in caso di affaticamento surrenale, quando il corpo non riesce a trovare la forza di andare avanti e la procrastinazione e l'apatia diventano le tendenze più comuni.

Mustard è il rimedio perfetto per quel tipo di depressione che generalmente viene descritta come una nuvola nera sopra la propria testa. Le persone che hanno bisogno di Mustard sono spesso abbattute, malinconiche e provano mancanza di gioia e grande tristezza, generalmente per motivi sconosciuti; non riescono a dire perché si sentono depressi e la loro depressione scompare improvvisamente e ritorna senza alcun motivo apparente.

Sweet Chestnut è utile se avvertite un profondo senso di disperazione e angoscia mentale e pensate che non ci sia alcuna via di uscita dalla vostra depressione. Questo stato può essere molto doloroso e potreste sentirvi come se la vostra anima stesse soffrendo profondamente. Sweet Chestnut allevia l'angoscia mentale e dà la forza di aspettarsi dei cambiamenti positivi e tornare a sperare.

Willow è per coloro che si autocommiserano, provano rancore, hanno la sensazione che la vita sia stata ingiusta con loro e che gli altri abbiano ricevuto dei benefici senza meritarseli. Queste persone sono infastidite dal successo altrui in quanto ritengono di esserne più meritevoli. Willow aiuta a lasciare andare il rancore e l'autocompatimento e ad accettare che anche gli altri possano avere successo.

Se volete sapere quali fiori di Bach vi sarebbero d'aiuto, completate il questionario sui fiori di Bach sul mio sito internet www.drameet.com e inviatemelo per un consulto. Di solito consiglio un massimo di cinque fiori alla volta perché siano più efficaci.

Agopuntura e medicina cinese

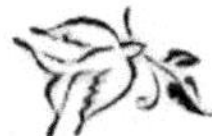

Secondo la medicina tradizionale cinese (MTC) lungo il corpo scorrono dei canali di energia denominati meridiani, che permettono all'energia vitale (Qi) di circolare attraverso il corpo. Il Qi collega ogni organo del corpo, quindi la salute di ognuno di essi influenza quella degli altri. Se un organo non è in salute ne sono influenzati tutti e ne risentono anche le vostre emozioni.

Combinando i vostri segni fisici con i vostri sintomi emotivi e la vostra storia emotiva, un medico di MTC identifica l'organo che è maggiormente in disequilibrio e utilizza trattamenti come l'agopuntura e le erbe medicinali per aiutarvi a guarire sia a livello fisico che mentale. Ho incluso degli esempi di MTC riguardo ad ansia e depressione e ho elencato alcuni punti di agopuntura usati per trattarli.

Ristagno del Qi del fegato:

La persona è depressa, sospira molto, si arrabbia facilmente, potrebbe soffrire di cefalee e avere problemi digestivi quali flatulenza, gonfiori e stitichezza. Le donne avranno probabilmente mestruazioni dolorose, mestruazioni con coaguli e dolore al seno nel periodo mestruale. I punti di agopuntura comunemente trattati con l'ago sono fegato 3, fegato 14, vescica urinaria 18 e stomaco 36.

Ristagno del Qi:

La persona è di solito triste e depressa, piange, sospira, si preoccupa molto e ha scarso appetito. I punti di agopuntura comunemente utilizzati sono fegato 3, intestino crasso 4, vescica urinaria 15, vescica urinaria 18, vescica urinaria 20, milza 6, milza 9, stomaco 36, stomaco 40 e cuore 7.

Deficit di Qi della milza con muco e umidità:

La persona si sente depressa, parla molto poco, si preoccupa eccessivamente, ha una sensazione di blocco o di groppo alla gola e ha feci liquide o molli. I punti di agopuntura comunemente trattati sono milza 9, vescica urinaria 20, stomaco 36, stomaco 40 e cuore 7.

Deficit di yin del cuore e vuoto di milza:

La persona è depressa in modo simile a una persona con deficit di Qi della milza, però soffre anche di insonnia e talvolta di palpitazioni. I punti di agopuntura comunemente utilizzati sono cuore 7, vescica urinaria 15, vescica urinaria 20, milza 6, milza 9 e stomaco 36.

Deficit di yin con deficit di calore:

Di solito si manifesta quando una persona ha lavorato duramente per troppo tempo o ha avuto problemi di tipo emotivo per anni. La persona si spaventa e sussulta facilmente, parla molto, è facilmente turbata, soffre di insonnia, spesso ha palpitazioni, sente caldo facilmente, suda di notte e ha spesso sete. I punti di agopuntura comunemente utilizzati sono vescica urinaria 15, fegato 3, vescica urinaria 23, rene 6, rene 3, milza 6, pericardio 6, vaso concezione 4 e cuore 7.

Deficit di sangue del fegato:

La persona è depressa, può avere problemi ad addormentarsi o si sveglia tra l'una e le tre di notte, spesso soffre di stitichezza, mestruazioni scarse e mal di testa che si manifesta nella zona delle tempie. I punti di agopuntura comunemente utilizzati sono fegato 3, fegato 8, fegato 14, stomaco 36 e milza 6.

Se pensate che potreste trarre beneficio dall'agopuntura, consultate un professionista qualificato per discutere in dettaglio i vostri sintomi.

Integratori alimentari

Ci sono migliaia di integratori alimentari indicati per la salute emotiva. Quali scegliere? In questo testo ho parlato di molti di essi per farvi capire meglio come aiutano il vostro corpo. Con la maggior parte dei miei pazienti, oltre a ripristinare l'intestino e spingerli al regolare esercizio fisico, lavoro in modo semplice e generalmente efficace consigliando le **vitamine del complesso B, oli di pesce**, erbe come la **rodiola** per ripristinare le funzioni delle ghiandole surrenali e il cardo mariano per disintossicare il fegato.

Se le analisi indicano che un paziente è, anche solo leggermente, carente di vitamina D, consiglio sempre un integratore di **vitamina D** e lo incoraggio a prendere il sole e a svolgere esercizio fisico il più possibile. Se avete problemi di sonno prendete in considerazione l'idea di purificare il vostro fegato e usare melatonina o 5-HTP oltre all'agopuntura o alla terapia di Bowen, che è sorprendente nel ripristinare l'armonia metabolica. Un naturopata o un nutrizionista può consigliarvi altri integratori in base alle vostre necessità individuali.

Assicuratevi di acquistare prodotti di buona qualità presso negozi di prodotti biologici o erboristerie. Molte prodotti che si trovano al supermercato non sono abbastanza efficaci. La pagina dei prodotti nel mio sito internet contiene alcuni dei migliori integratori alimentari che utilizzo. Ho anche elencato le fonti alimentari di ogni nutriente in modo che possiate cercare di ottenere la maggior parte dei nutrienti necessari attraverso il cibo.

Il *Calcio* calma i nervi. La carenza di calcio è stata collegata all'aumento di ansia, irritabilità, depressione e insonnia e anche alle palpitazioni cardiache. Alimenti ricchi di calcio comprendono latte e latticini, pesce (pesci con lische), frutta secca, mandorle, asparagi, avena, fagioli, melassa, verdure verdi come broccoli, senape indiana, foglie di rapa o verza, tè all'ortica e alghe. Chi è allergico ai latticini può riscontrare segni di ansia evitando tali prodotti e aver bisogno di usare integratori. L'assorbimento del calcio **dipende** anche **dalla vitamina D**, quindi assicuratevi di ricavare abbastanza vitamina D attraverso il sole e il cibo.

La *Colina (Fosfatidilcolina)* è un acido grasso che produce l'acetilcolina, un neurotrasmettitore che favorisce la **trasmissione degli impulsi nervosi** al vostro cervello. La colina migliora la memoria, l'umore e la concentrazione. Bassi livelli di colina sono stati associati ad alti livelli di ansia. La colina è presente nella lecitina, che a sua volta di trova in cibi quali il tuorlo d'uovo, prodotti a base di soia, lattuga, cavolfiore, patate, arachidi e latte intero. La lecitina è anche prodotta dal nostro corpo con l'aiuto della vitamina B6.

I *folati* sono necessari per la produzione di **energia** nel cervello. Le persone che hanno carenze di folati spesso accusano affaticamento, irritabilità, ansia, insonnia, problemi di memoria, inappetenza, svogliatezza e depressione. I folati si trovano in pollo, agnello, lenticchie, salmone, tonno, farina integrale, fagioli, cereali integrali, piselli, verdure a foglie verde e frutta.

GABA (Acido γ-amminobutirrico) è uno dei più importanti neurotrasmettitori nel vostro cervello: riduce l'ansia, favorisce il sonno e aiuta a prendere decisioni in modo razionale. Bassi livelli di GABA sono direttamente collegati con l'ansia. La **vitamina B6** è fondamentale nella produzione di GABA, pertanto potrebbe essere il caso di assumerla in maggiori quantità prima di prendere integratori di GABA, perché potrebbe essere la carenza di questa vitamina ad aver causato la carenza del neurotrasmettitore.

Lo *iodio* è importante per produrre gli ormoni della tiroide, che svolgono un ruolo importante nella salute mentale. È importante verificare se avete carenze di iodio prima di assumerlo come integratore per evitare l'eccesso. Un professionista qualificato della salute vi aiuterà a determinare se ne avete carenze o meno. Le alghe sono fonti di iodio. La **soia inibisce** il suo assorbimento.

L'inositolo migliora gli effetti della serotonina ed è stato dimostrato che riduce anche i sintomi di depressione, attacchi di panico e disturbo ossessivo-compulsivo. Inoltre, favorisce la crescita dei capelli e contribuisce alla diminuzione del colesterolo. Le fonti alimentari dell'inositolo comprendono fegato, lievito di birra, carne, banane, pompelmo, arance, uva passa, fagioli di soia, legumi, germe di grano, melassa non raffinata, riso integrale, fiocchi d'avena, arachidi, uova e cavolo.

La *glutammina* è un amminoacido essenziale per la produzione di GABA. La glutammina inoltre fornisce energia per il corpo, le cellule intestinali e il cervello e migliora la lucidità mentale e la concentrazione. Abbiamo trattato i benefici della glutammina rispetto alla **salute dell'intestino** nel capitolo *"Apparato digerente"*. Poiché la serotonina è prodotta anche nell'intestino, curare quest'ultimo con la glutammina aumenta la produzione di serotonina. Le fonti alimentari della glutammina comprendono spinaci, manzo, pollo, semi di sesamo, prezzemolo, cavolo, barbabietole e semi di girasole.

La *teanina* stimola la produzione di GABA e mantiene il cervello rilassato e in uno stato di allerta noto come stato mentale alfa, che ha effetti positivi su lucidità mentale, concentrazione, prontezza e memoria. La teanina aiuta il corpo a gestire l'ansia e lo stress e protegge le ghiandole surrenali dallo stress. Inoltre aiuta ad avere un sonno più profondo. Si trova comunemente nel **tè verde** e gli conferisce il suo tipico effetto calmante.

Il *magnesio* **rilassa** i nervi e i muscoli ed è eccellente per l'ansia. Cibi che contengono magnesio comprendono latte e latticini, pesce, carne, avocado, banane, riso integrale, frutta secca, semi di zucca, di girasole e di sesamo, cereali, verdure a foglie verde e lenticchie.

Noradrenalina: bassi livelli sono associati con la depressione e livelli eccessivamente alti causano **insonnia**. L'assunzione di alcuni cibi quali pollo, banane, anguria, mele, pesce, latte e latticini ne fa aumentare produzione nel corpo.

Gli *acidi grassi Omega-3* sono altamente concentrati nel cervello e sono tra i nutrienti più importanti per il benessere emotivo. Molti studi dimostrano che assumere integratori di acidi grassi Omega-3 riduce la depressione, l'ansia, la schizofrenia e altri problemi di tipo emotivo. Gli acidi grassi Omega-3 inoltre **riducono le infiammazioni** e i rischio di malattie croniche. L'acido alfalinolenico (ALA), l'acido eicosapentaenoico (EPA) e l'acido docosaesaenoico (DHA) sono le forme principali di acidi grassi Omega-3. L'EPA e il DHA forniscono i maggiori benefici per la salute. L'ALA è convertito nel corpo in piccole quantità di EPA, e il DHA è principalmente presente nei semi di lino, semi di zucca, noci, cereali e verdure a foglie verdi. EPA e DHA sono presenti naturalmente nei pesci d'acqua fredda quali salmone, sgombro e tonno.

La *Fosfatidilserina* è una molecola grassa che **riduce il cortisolo** nel corpo. È eccellente quando alti livelli di cortisolo dovuti a stress surrenale causano ansia, depressione e insonnia.

Il *selenio* è un importante antiossidante che migliora la vostra immunità e aiuta la **tiroide**. La carenza di selenio è strettamente correlata con stati d'animo generalmente negativi e se ne deve tener conto nella depressione e nell'ansia, in particolare perché sostiene la funzionalità tiroidea. Il selenio è presente in cibi quali pesce (in particolare nei molluschi), riso integrale, pollo, latte e latticini, erba medica, semi di finocchio, ginseng, burro, melassa, aglio, fegato, noci brasiliane, alghe e semi di girasole.

S-adenosilmetionina (SAM) è un aminoacido comunemente utilizzato per aumentare i livelli dei neurotrasmettitori serotonina, dopamina e melatonina. *SAM* inoltre produce glutatione, un antiossidante che protegge il fegato. *SAM* si scinde in omocisteina, che è tossica e infiammatoria se accumulata nel corpo in grande quantità. Integrate sempre con **vitamina B6, B12 e folati.**

Il *triptofano* è uno dei più importanti amminoacidi necessari per la produzione della **serotonina**. La carenza di *triptofano* causa disturbi del sonno, depressione, ansia e tutti gli altri disturbi dell'umore associati alla carenza di serotonina. Il *triptofano* è presente in alimenti quali riso integrale, tacchino, pesce, fiocchi di latte, verdure verdi, la maggior parte dei fagioli, albume, cioccolato, avena, semi di girasole e di zucca.

Il *5-HTP (5-idrossitriptofano)* è una forma intermedia del triptofano e si converte molto velocemente in **serotonina** e **melatonina**. Il *5-HTP* può migliorare in modo significativo lo stato d'animo e la qualità del sonno. In caso di disturbi del sonno, il 5-HTP di solito aiuta quando si ha difficoltà ad avere un sonno continuativo, mentre la melatonina si utilizza quando si hanno difficoltà ad addormentarsi.

La *tirosina* aiuta contro la depressione e l'ansia, perché diminuisce l'impatto dello stress sul corpo e migliora lo stato d'animo. La tirosina aiuta le **ghiandole surrenali** e la **tiroide** a funzionare meglio ed è necessaria per la produzione di adrenalina, noradrenalina e dopamina. La tirosina è presente naturalmente in soia, pollo, tacchino, pesce, mandorle, avocado, banane, latte e latticini, fagioli di Lima, semi di zucca e di sesamo.

La *vitamina A*, oltre ad essere benefica per la vista, aiuta le **ghiandole surrenali** e la **tiroide**. È presente in fegato, olio di fegato di pesce, melone, aglio, carote, peperoni rossi, igname, prezzemolo, papaya, spinaci, bietola, alghe, tuorlo d'uovo e broccoli.

La *vitamina B1 (tiamina)* migliora la coordinazione nervosa e aiuta il corpo a ricavare energia dagli alimenti. Bassi livelli di tiamina causano irrequietezza, ansia, irritabilità e demenza. Poiché la tiamina è necessaria per rilasciare energia dagli zuccheri e dai carboidrati raffinati, mangiando troppi **carboidrati** semplici **si consumano le riserve di tiamina**. Anche l'assunzione cronica di **alcool esaurisce la tiamina** presente nel corpo. I cibi ricchi di tiamina includono pesce, tuorlo d'uovo, riso integrale, frutta secca, piselli, cereali integrali, soia, tonno, semi di girasole e fagioli neri.

La *vitamina B3 (niacina)* è molto importante per la salute dei nervi e aiuta la trasmissione degli impulsi nervosi tra i neuroni. La niacina inoltre diminuisce gli effetti dannosi del rame, la cui presenza ad alti livelli è associata ai disturbi dell'umore. I cibi che contengono niacina includono broccoli, carote, fegato, crusca di frumento, tarassaco, arachidi, pollo, tacchino, tonno, salmone e funghi.

La *vitamina B6 (piridossina)* è uno dei nutrienti più importanti da integrare in caso di ansia e depressione. La piridossina è molto efficace per il **supporto surrenale** ed è una vitamina essenziale per la produzione di neurotrasmettitori quali serotonina, GABA e dopamina, tutti fondamentali per sentirsi bene. Bassi livelli di piridossina aumentano ansia, depressione e affaticamento surrenale. I cibi ricchi di piridossina comprendono uova, pesci grassi come il tonno, peperoni, carote, pollo, tacchino, nocciole, spinaci, semi di girasole e banane.

La *vitamina B12* aiuta contro ansia e depressione riducendo i valori ematici di omocisteina, una sostanza chimica prodotta quando nel corpo c'è **infiammazione**. Alti livelli di omocisteina sono stati associati ad ansia, depressione e schizofrenia. La vitamina B12, inoltre, aiuta il cervello a funzionare meglio producendo nuove cellule nervose. È stato dimostrato che aiuta contro affaticamento cronico, scarsa energia, affaticamento surrenale, palpitazioni cardiache e scarsa memoria, tutti sintomi comuni in caso di ansia e depressione. Alimenti ricchi di vitamina B12 includono pesci grassi, sardine, cozze, agnello, uova e yogurt.

La *vitamina C* combatte stress, ansia e depressione perché rafforza le **ghiandole surrenali** ed è necessaria per la produzione di adrenalina. È anche un potente antiossidante che protegge il vostro corpo dalle tossine e dai danni dei radicali liberi, garantendo un funzionamento ottimale dei vostri organi. Le fonti alimentari di vitamina C comprendono papaya, agrumi, broccoli, fragole, peperoni, kiwi e guava.

La *vitamina D* svolge un ruolo chiave nel combattere la depressione e altre malattie croniche e la sua carenza è stata direttamente collegata con la depressione. La produzione di vitamina D nel corpo aumenta tramite l'esposizione diretta alla luce solare. Ultimamente, a causa della presenza di edifici sempre più alti, del guidare automobili e vivere al chiuso, l'esposizione di ognuno di noi alla luce solare è diminuita in modo significativo. La maggior parte di noi, inoltre, usa saponi chimici, che rimuovono dalla nostra cute i grassi che contribuiscono a creare la vitamina D per mezzo della luce solare. È meglio ridurre l'uso del sapone su grandi aree del corpo e usarlo principalmente sulle aree pubiche e sotto ascelle, dove si accumulano sudore e cattivi odori. La vitamina D e la luce solare, inoltre, **aumentano** i livelli di **serotonina** e l'assorbimento del calcio, che ha un effetto calmante. Le fonti alimentari di vitamina D comprendono pesci grassi, fegato, tarassaco, burro e tuorlo d'uovo. La vitamina D in alte quantità è tossica per il fegato, pertanto prima di assumerla come integratore consultate il vostro medico.

Lo *zinco* è un minerale che ha un effetto calmante ed è essenziale per la salute delle **ghiandole surrenali**, che sono l'organo nel quale c'è la maggior concentrazione di zinco nel corpo. Lo zinco aiuta il corpo ad assorbire le vitamine del gruppo B e le ghiandole surrenali a produrre ormoni. Lo zinco è inoltre fondamentale per rafforzare il sistema immunitario. I cibi ricchi di zinco includono ostriche, tuorlo d'uovo, crostacei, semi di zucca, semi di girasole, soia, germe di grano, frutta secca e carne.

Se vi state chiedendo con quali cibi iniziare, provate ad assumere gli alimenti seguenti nella maggior parte dei vostri pasti:

- Molti broccoli e verdure a foglia verde come cavolo riccio e spinaci, ricchi di folati, magnesio e antiossidanti.

- Salmone ed altri pesci grassi, ricchi di acidi grassi Omega-3 e vitamina D.

- Tacchino, ricco di amminoacidi come triptofano e tirosina.

- Banane, ricche di triptofano, magnesio e potassio.

- Molta frutta secca e semi, ricchi di acidi grassi Omega-3 e magnesio.

Erbe medicinali

Personalmente utilizzo le erbe medicinali in molti modi per trattare i problemi emotivi, in base alla causa che vi sottostà. Abbiamo già trattato alcune erbe utili per migliorare la salute generale. Ho suggerito di usare erbe quali rodiola o ginseng (trattate nel capitolo *"Ghiandole surrenali e benessere emotivo"*) per aiutare le ghiandole surrenali e fornire dei benefici a lungo termine per l'ansia e la depressione. Ho anche citato erbe che guariscono o disintossicano il fegato (nel capitolo *"Fegato e benessere emotivo"*) e l'apparato digerente, poiché questi due apparati influenzano la salute emotiva.

Mentre stabilizzate le vostre ghiandole surrenali e ripristinate la salute del vostro apparato digerente, potreste anche impiegare erbe per migliorare temporaneamente l'umore (antidepressive) o ridurre l'ansia (ansiolitiche) e l'insonnia. Nello scegliere i rimedi a base di erbe è importante osservare fattori quali stile di vita, esperienze di tipo emotivo, alimentazione, tossicità ambientale, salute del fegato, dell'apparato digerente e degli altri apparati che influenzano la salute mentale.

Per favore, tenete conto che alcune di queste erbe sono estremamente pericolose se assunte in modo improprio, troppo a lungo, combinate con altri farmaci o altre erbe o durante la gravidanza o l'allattamento. Non ho indicato quali erbe sono nocive in gravidanza o quali siano i loro effetti tossici collaterali, quindi **prima di assumere qualsiasi erba assicuratevi di consultare il vostro medico.**

Il *pepe nero* (*Piper nigrum*) stimola il metabolismo e aumenta la circolazione. Può aiutare ad alleviare la depressione grazie ai suoi effetti stimolanti.

Il *pepe di Cayenna* (*Capsicum frutescens*) è anch'esso utile per la depressione per i suoi effetti stimolanti. Può essere aggiunto con regolarità ai vostri cibi, in particolare durante i freddi mesi invernali quando per molte persone aumenta la depressione.

La *camomilla* (*Matricaria recutita*) ha un effetto **sedativo** e **calmante**, pertanto aiuta per il sonno, l'ansia e l'irritabilità. Essendo antispasmodica, offre sollievo all'apparato digerente in caso di crampi e indigestione. L'assunzione prolungata in alcune persone può causare allergia alla camomilla, quindi per ridurre le possibilità che questo accada, solitamente consiglio di bere tisane alla camomilla per due settimane e interrompere per circa un mese.

Il *tè verde* (*Camellia sinensis*) contiene una sostanza denominata *teanina*, che migliora la lucidità mentale, la concentrazione, la prontezza e la memoria, stimola la produzione di GABA e ha un **effetto calmante** sul cervello. La teanina aiuta il corpo ad affrontare i periodi di stress, riducendo gli effetti nocivi che ne derivano. Inoltre, aiuta a indurre un sonno più profondo nelle persone che di notte si sentono agitate. Molte culture per tradizione eliminano la caffeina dal tè verde mettendo in infusione le foglie in acqua calda per circa un minuto, togliendo poi l'acqua e aggiungendone nuovamente. La prima infusione toglie la caffeina dalle foglie e la seconda vi lascia con i benefici di tutti gli altri nutrienti presenti nel tè verde.

La *rauwolfia serpentina* è enormemente benefica per lo stress ed è perfetta per chi non riesce a **dormire** a causa dello **stress**. Mahatma Gandhi era solito masticarne la radice o bere questa erba sotto forma di tisana per dormire meglio. La rauwolfia serpentina, inoltre, riduce la pressione sanguigna e si usa per l'ipertensione.

La *piscidia erythrina* è un potente sedativo e un rilassante per i muscoli. È efficace per l'ansia legata a irrequietezza, **insonnia** e nervosismo. Può anche essere assunta come antidolorifico. Fate attenzione poiché assunta in grande quantità può essere tossica.

Il *Kava kava (Piper methysticum)* è un'erba nativa delle isole del Pacifico utilizzata sia nelle cerimonie che a scopi medicinali. Il Kava kava è stimolante e calmante ed è anche un afrodisiaco. È usato per trattare l'ansia e i sintomi lievi di depressione perché aiuta il morale.

La *melissa (Melissa officinalis)* è un'erba delicata e **rilassante** che solleva anche il morale ed è usata sia per l'ansia che per la depressione. Se ne ricava un buon tè. Ha anche un effetto lenitivo su stomaco e intestino, quindi è utile per i disturbi digestivi dovuti all'ansia.

La *passiflora (Passiflora incarnata)* è un'erba che calma i nervi e aiuta a **dormire**. È una delle erbe più forti che si usa per indurre il sonno ed è eccellente per prevenire il nervosismo dovuto all'insonnia o all'esaurimento.

Il *tè alla menta (Mentha piperita)* calma la mente in caso di stress e dà sollievo in caso di crampi digestivi, flatulenza e gonfiori.

L'*iperico (Hypericum perforatum)*[7] è una delle erbe più comuni per la

---

[7] L'iperico è conosciuto anche come *Erba di San Giovanni*. (*N.d.T.*)

depressione, sia molto lieve che **moderata**. È inoltre utile per l'ansia e l'insonnia ma non è utilizzato in caso di depressione grave. Interagisce in modo negativo con molti farmaci e se assunto insieme ad antidepressivi della classe SSRI causa intossicazione da serotonina, pertanto prima di assumerlo insieme ad altri farmaci consultate il vostro medico.

La *valeriana* (*Valeriana officinalis*) calma il nervosismo ed è efficace per le persone depresse che provano un **nervosismo** leggero ma costante anziché ansia estrema. Inoltre aiuta per il sonno, in particolare quando l'insonnia è dovuta al nervosismo e a pensieri preoccupanti.

Aromaterapia

L'aromaterapia utilizza gli oli essenziali ricavati dalle piante per curare la mente.

- Gli oli utili per ansia, stress e depressione comprendono:

- Legno di cedro

- Legno di sandalo

- Bergamotto

- Gelsomino

- Lavanda

- Camomilla

- Salvia sclarea

- Menta

- Ginepro

- Geranio

- Neroli (dai fiori dell'arancio amaro)

- Melissa

- Patchouli

- Basilico

- Ylang-ylang

- Limone

Lavanda, maggiorana, geranio, mandarino e cardamomo sono utili per dormire.

Molti oli per aromaterapia possono essere nocivi durante la gravidanza o mentre tentate di concepire, pertanto prima di assumerli consultate il vostro medico. In particolare, durante la gravidanza devono essere evitati basilico, alloro, consolida maggiore, issopo, ginepro, maggiorana, melissa e salvia sclarea.

Gli oli per aromaterapia sono estremamente forti e concentrati e non andrebbero applicati direttamente sulla cute. Sarebbe bene utilizzarli mettendo qualche goccia su un olio o un burro, come l'olio di mandorla, da applicare poi sulla pelle, ad esempio tramite un massaggio. Gli oli per aromaterapia si possono anche mettere nella vasca quando si fa il bagno o in un vaporizzatore o un diffusore così che rilascino i loro aromi nell'aria e si possa respirare la loro fragranza guaritrice.

L'aromaterapia è utile perché aiuta a sentirsi bene e riduce lo stress causato dalle emozioni. Diminuendo lo stress emotivo e avendo più pensieri positivi, il vostro organismo recupera più velocemente dall'affaticamento e dalla malattia e diventa più facile vivere in modo sano.

Farmaci usati per l'ansia e la depressione

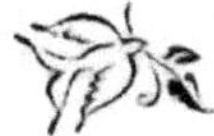

Quando si trattano le malattie di tipo emotivo, i medici o gli psichiatri più convenzionali prescrivono farmaci che alterano i livelli dei neurotrasmettitori nel corpo. Anche se le medicine convenzionali possono controllare i sintomi dell'ansia e della depressione, spesso non ne curano la causa. Nonostante questo, le medicine convenzionali possono essere necessarie o addirittura vitali, specialmente in situazioni in cui c'è il rischio di fare del male a sé stessi, commettere suicidio o non si riescono a svolgere le attività quotidiane a causa delle proprie emozioni.

Mentre assumete farmaci, per guarire a un livello più profondo dovete anche chiedervi perché siete inclini a problemi di tipo emotivo. Trattando la causa alla radice di tutto e migliorando globalmente la vostra salute, probabilmente migliorerete l'effetto dei vostri farmaci e potete anche diventarne meno dipendenti man mano che vi rafforzate dal punto di vista emotivo.

Ho descritto in seguito alcuni farmaci comunemente usati per l'ansia e la depressione. Alcuni non sono più utilizzati a causa degli effetti collaterali o perché altri farmaci sono più efficaci. I diversi farmaci sono riportati con i loro nomi commerciali tra parentesi.

È estremamente importante consultare il vostro medico prima di variare la dose o interrompere qualsiasi farmaco. Variare il dosaggio o interrompere questi farmaci senza opportuna supervisione può comportare una ricaduta o un peggioramento dei vostri sintomi.

Le *benzodiazepine* aumentano gli effetti di GABA nel cervello e sono utilizzate per ansia, insonnia, disturbo da panico, disturbo ossessivo-compulsivo e astinenza da alcol. Gli effetti collaterali delle benzodiazepine includono sonnolenza, vertigini, disfunzioni sessuali, minore prontezza e minore concentrazione. Interrompere in modo repentino l'assunzione di benzodiazepine può causare effetti collaterali significativi, che includono aumento di ansia e tremori. Alcuni esempi di benzodiazepine includono *Diazepan* (*Valium*), *Lorazapam* (*Tavor*), *Triazolam* (*Halcion*) e *Alprazolam* (*Xanax*).

Il *Bupropione* (*Wellbutrin*, *Zyban*) è un antidepressivo che aumenta i livelli di noradrenalina, serotonina e dopamina nel cervello, impedendo la loro ricaptazione[8]. Il bupropione è comunemente impiegato per la depressione, per smettere di fumare e per il disordine affettivo stagionale (SAD). Gli effetti collaterali del bupropione includono crisi epilettiche, nausea, insonnia, tremori, eccessiva sudorazione e acufeni.

Gli *inibitori della ricaptazione della serotonina e della noradrenalina* (*SNRI*)

---

[8] La ricaptazione è quel processo mediante il quale il neurotrasmettitore che si trova nello spazio intersinaptico è riassorbito a livello della membrana pre-sinaptica. (*N.d.T.*)

aumentano i livelli di serotonina e noradrenalina nel cervello, impedendo la loro ricaptazione. Essi sono impiegati per ansia, disturbo da panico, depressione e disturbo ossessivo-compulsivo. Gli effetti collaterali includono insonnia, tremori, ansia, affaticamento, alta pressione sanguigna, disfunzioni sessuali, problemi digestivi e altri effetti collaterali che sono indicati sulla confezione. La *Venlafaxina* e la *Duloxetina* appartengono alla classe degli SNRI.

Gli *inibitori selettivi della ricaptazione della serotonina (SSRI)* prevengono la ricaptazione e la degradazione della serotonina e quindi aumentano i livelli di questo neurotrasmettitore nel cervello. Essi sono comunemente utilizzati per trattare depressione, bulimia, anoressia, fobia sociale, ansia e disturbo ossessivo-compulsivo. Alcuni effetti collaterali possono essere disfunzioni sessuali, tremori, nervosismo, nausea, maggior rischio di suicidio (in particolare nei bambini e negli adolescenti), sonnolenza e problemi legati al sonno. Alcuni farmaci che appartengono alla categoria degli SSRI sono la *Fluoxetina (Prozac)*, la *Sertralina (Zoloft)*, la *Paroxetina (Paxil)* e il *Citalopram*.

La cosa importante da ricordare è che le medicine convenzionali possono essere preziose per fornire sollievo a breve termine dai sintomi, ma non devono essere viste come una soluzione a lungo termine. Collaborate con il vostro medico per gestire l'assunzione di farmaci, trovare soluzioni più a lungo termine e trattare le cause dei vostri problemi emotivi.

Riassunto

In questo testo abbiamo trattato molti temi. Tornate indietro ai capitoli che vi riguardano maggiormente e iniziate a mettere in pratica le strategie che possono essere più utili per voi. Vi riporto alcuni punti chiave che dovete tenere a mente per agire in questo modo.

Per recuperare la forza emotiva, analizzate gli ambiti della vostra vita legati alle emozioni, tra cui le vostre esperienze passate, i problemi di tipo fisico e il vostro stile di vita.

Per risolvere le esperienze di tipo emotivo e i modelli emotivi che perdurano, considerate l'utilizzo di:

- Fiori di Bach e rimedi omeopatici;

- Counseling, psicoterapia o Emotional Freedom Tecniques;

- Agopuntura, terapia di Bowen o qualsiasi altra terapia del corpo;

- Meditazione, visualizzazione positiva e gli altri esercizi descritti in questo libro per risolvere le esperienze di tipo emotivo.

- Per trattare il corpo fisico, prendete in considerazione di:

- Stabilizzare le vostre ghiandole surrenali assumendo erbe e integratori, svolgendo una routine regolare, mantenendo ritmi di sonno salutari e con tecniche di respirazione profonda e regolare.

- Guarire il vostro apparato digerente assumendo erbe, probiotici e integratori e riducendo l'assunzione di cibi infiammatori, farmaci e alcol.

- Disintossicare il vostro fegato assumendo erbe o integratori e mangiare molte verdure verdi e fibre per rimuovere le tossine dal vostro apparato digerente.

- Mangiare correttamente riducendo gli zuccheri, evitando il cibo spazzatura, scegliendo cibi nutrienti e assicurandovi di mangiare proteine a sufficienza.

- Praticare esercizio fisico o yoga con regolarità per disintossicare il vostro fisico, aumentare il flusso di ossigeno nei vostri tessuti, stabilizzare le vostre ghiandole surrenali ed equilibrare i vostri neurotrasmettitori.

- Usare terapie fisiche come l'agopuntura, i massaggi o la terapia di Bowen, che sono rilassanti e apportano benefici salutari per tutto l'organismo.

Spero che questo testo sia stato utile. Penso sia importante investire su sé stessi e vivere la propria vita appieno e nel modo più piacevole possibile. Più riusciamo a trovare la forza che è in ognuno di noi e aiutare gli altri a fare altrettanto, meglio staremo tutti.

Se vi è piaciuto ciò che avete letto e volete un consulto, studiare con me, fare un viaggio safari di guarigione o farmi collaborare con la vostra associazione, per favore contattatemi attraverso ameet@drameet.com o attraverso www.facebook.com/drameet e www.drameet.com. Vi auguro il meglio nella vita.

"È la salute la vera ricchezza e non i pezzi d'oro e d'argento"
(Mahatma Gandhi)

Guarigione attraverso l'ispirazione e la consapevolezza trasformativa

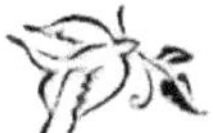

I cambiamenti di paradigma consistono in un modo diverso di guardare il mondo, le situazioni e le proprie esperienze personali. Aiutano a cambiare la propria prospettiva, il comportamento e la risposta psicologica al mondo interno ed esterno a noi. Credo che a volte un cambiamento di prospettiva faccia cambiare anche le proprie emozioni e arrivare quindi alla guarigione. Di seguito trovate alcuni miei pensieri, perché possiate trovare l'ispirazione per permettere dei cambiamenti nelle vostre emozioni e nella vostra vita.

La guarigione comprende il lasciar andare il proprio io percepito affinché il vero io possa emergere libero da malattie.

Tutte le esperienze di tipo emotivo danno inizio a un processo fisiologico nel vostro corpo. Per ogni atto, emozione ed espressione di amore, amore per sé stessi, perdono verso sé stessi e gli altri, il vostro corpo si impegna in un nuovo processo fisiologico, più vicino a quello originale, il suo processo più salutare.

Proprio come le correnti invisibili creano i venti, che potete sentire, che muovono una foglia, che potete vedere, allo stesso modo i pensieri invisibili creano emozioni, che potete sentire, che creano malattie o guarigioni, che potete vedere. Siamo tutti natura.

Accettate, amate e accogliete ogni convinzione negativa, pensiero e parte oscura di voi stessi come una parte integrante del vostro io più elevato perché poi inizia tutto a dissolversi in questa parte più elevata e consapevole di voi; proprio come l'oscurità in una stanza si dissolve quando si introduce una candela ... non può essere altrimenti, l'oscurità non spenge una candela.

La matematica della malattia

Un'esperienza crea un movimento di energia. L'impeto di questa energia varia in base all'intensità dell'esperienza. Se non viene ostacolato, aumenta fino a creare la materia, che si manifesta come sintomo fisico nel vostro corpo. Più si aspetta a intervenire, più lavoro è necessario per invertire l'impeto e annullare la malattia. Le malattie molto gravi e le malattie degenerative potrebbero derivare dall'impeto di una malattia energetica che vince la capacità del vostro corpo di riprendersi dall'intensità dell'esperienza. Collegandovi mentalmente con l'esperienza da cui è scaturita la malattia e accettandola, la vostra energia consapevole coinciderà con l'energia dell'esperienza. A questo punto l'impeto dell'energia malata si dissolverà nell'istante attuale, liberando quindi la mente e il corpo dal dover combattere contro di essa e dal manifestare i sintomi.

Se non abbiamo accettato pienamente di aver vissuto una situazione difficile o stressante perché ci sentivamo minacciati, intimiditi o altro, rimaniamo in uno stato inconsciamente stressato che altera le nostre percezioni e i nostri comportamenti. Fino a quando non realizziamo che abbiamo messo in atto una forma di compensazione, creiamo malattia e disarmonia nelle nostre vite.

È dalla vostra vulnerabilità che inizia il vostro vero potere.

Le lacrime sono spesso un segno di verità e non di debolezza.

Permettetevi di arrendervi a voi stessi, perché è qui che risiede la pace e l'autoconsapevolezza.

La paura del cambiamento potrebbe essere la paura di amare.

Talvolta il dolore emotivo deriva dall'opinione che avete di un'altra persona e del suo comportamento. A quante opinioni vi aggrappate? Lasciate andare e sperimentate la libertà.

Talvolta le proprie abitudini vengono percepite come intuizioni. Questo porta a restare fermi nell'ambito di ciò che è noto e familiare, a sentirsi sicuri ed evitare il cambiamento, ma non è necessariamente ciò che è meglio per voi. Imparate a distinguere intuizione, abitudine e cambiamento. Uscite dalla vostra zona di sicurezza, abbandonate le abitudini e tollerate il cambiamento fino a quando diventerà semplice.

Procrastinare potrebbe significare evitare di rischiare il cambiamento.

La fiducia proviene più dal fare che dal non fare.

Quale entità è quindi la mente, se può interferire concretamente con gli eventi?

Il linguaggio coinvolge la nostra coscienza in modo da farci pensare in un determinato modo. Se potessimo pensare in un altro linguaggio, le nostre coscienze sarebbero diverse. Se pensassimo in termini di luce e di amore saremmo liberi.

Se le vostre emozioni sono calme, lo è anche il modo in cui interpretate le vostre esperienze. Lo stesso avviene se le vostre emozioni sono di amore, di pace o in qualsiasi altro modo.

Le cattive abitudini si manifestano quando diveniamo insensibili alle esperienze che le creano. Divenite consapevoli… potete scegliere.

Il progresso nella medicina del futuro sarà l'amore.

Bibliografia

Cosa sono l'ansia e la depressione?

- Strande, A., «Lifting Depression», Awareness Magazine, settembre/ottobre 2001.

Come il vostro corpo fisico influenza la salute emotiva

- Morse, T., «Hormones affect anxiety and depression».

- Pataracchia, R., «Orthomolecular treatment for depression, anxiety and behavior disorder».

- Mota-Pereira, J., «Moderate exercise improves depression parameters in treatment-resistant patients with major depressive disorder», Journal of Psychiatric Research, 11/08/2011, 45 (8): 1005-11.

- Hallberg, L., «Exercise-induced release of citokines in patients with major depressive disorder», Journal of Affective Disorders, 1/10/2010, 126 (1-2): 262-7.

- Esercizi mentali per migliorare il benessere e guarire il passato

- Seligman, M., *Authentic Happiness: Using the new Positive Psychology to Realize Your Potential for Lasting Fulfillment*, The Free Press, New York, 2002

- Yook, K., «Intolerance of uncertainty, worry, and rumination in major depressive disorder and generalized anxiety disorder», Journal of Anxiety Disorders, 01/08/2010, 24 (5): 623-8.

- «The effects of rumination and negative cognitive styles on depression: a mediation analysis. Lo CS», Behav. Res. Ther, 01/04/2008, 46 (4): 487-95.

Ghiandole surrenali e benessere emotivo

- Vreeburg, S.A.: «Major depressive disorder and hypothalamic-pituitary-adrenal axis activity: results from a large cohort study», Archives of General Psychiatry, 01/06/2011, 66 (6): 617-26.

- Ahrens, T., «Pituitary-adrenal and sympathetic nervous system responses to stress in women remitted from recurrent major depression», Psychosomatic Medicine, 01/05/2008, 70 (4): 461-7.

- Aan Het Rot, M.: «Neurobiological mechanisms in major depressive disorder», CMAJ, 03/02/2009, 180 (3): 305-13.

- Handwerger, K., «Differential patterns of HPA activity and reactivity in adult posttraumatic stress disorder and major depressive disorder», Harv. Rev. Psychiatry, 01/01/2009, 17 (3): 184-205.

- Intervista a David Zava, «Cortisol Levels, Thyroid Function and Aging. How cortisol levels accept thyroid function and aging», John R. Lee, MD Medical Letter.

- Mushtagh, S., *The Hypoallergenic Diet Book*, Toronto, 2006

Apparato digerente e benessere emotivo

- Maes, M., «The gut-brain barrier in major depression: intestinal mucosal dysfunction with an increased translocation of LPS from gram negative enterobacteria (leaky gut) plays a role in the inflammatory pathophysiology of depression», Neuro Endocrinology Letters, 01/02/2008, 29 (1): 117-24.

- Quigley, E.M., «Small intestinal bacterial overgrowth», Infect. Dis. Clin. North Am., 01/12/2010, 24 (4): 943-59, viii-ix.

- Mattsen, Jonn, *Eating alive*, Goodwin Books Ltd., Vancouver, 2002

- Yang, C.F., «High prevalence of multiple micronutrient deficience in children with intestinal failure: a longitudinal study», J. Pedr, 01/07/2011, 159 (1): 39-44. E1.

- El-Tawil, A.M., «Zinc supplementation tightens leaky gut in Crohn's disease», Inflamm. Bowel Dis, 01/02/2012, 18 (2): E399.

- Kirby, M., «Nutritional deficiencies in children on restricted diets», Pediatr. Clin. North Am, 01/10/2009, 56 (5): 1085-103.

- Canadian College of Naturopathic Medicine, «The Hypoallergenic Diet», Robert Schad Naturopathic Clinic.

Fegato e benessere emotivo

- Johnson, P.L., «Neural pathways underlying lactate-induced panic», Neuropsychopharmacology, 01/08/2008, 33 (9): 2093-107.

- Sellman, S., «Hormones and moods: Understanding depression and anxiety in women».

- Cass, H., Seminario sulle dipendenze.

- Milad, M.R., «The influence of gonadal hormones on conditioned fear extinction in healthy humans», Neuroscience, 14/07/2010, 168 (3): 652-8.

- Van Veen, J.F., «The effects of female reproductive

hormones in generalized social anxiety disorder», International Journal of Psychiatric Medicine, 01/01/2009, 39 (3): 283-95.

Tiroide e benessere emotivo

- Durrant-Peatfield, B., *Your Thyroid and How to Keep it Healthy*, Hammersmith Press Limited, 2006.

- Hidal, J.T. e Kaplan, M.M., «Inhibition of thyroxine 5'-deiodination type II in cultured human placental cells by cortisol, insulin, 3', 5'-cyclic adenosine monophosphate, and butyrate», Metabolism, 37 (7): 664-8.

- Shames R. e K., *Thyroid Power. 10 Steps to Total Health*, William Morrow Paperbacks, 2002.

- Malik, M. e Hodgson H., «The Relationship between the thyroid gland and the liver», Quarterly Journal of Medicine 2002, 95: 559-569.

- Martin P., Brochet D., Soubrie P. e Simon P., «Triiodothyronine-induced reversal of learned helplessness in rats», Biol. Psychiatr., 1985, 20 (9): 1023-5. doi: 10.1016/0006-3223(85)90202-1. PMID 2992618.

Vivere in modo sano

- Whalen, D.J., «Caffeine consumption, sleep, and affect in the natural environments of depressed youth and healthy controls», J. Pediatr. Psychol., 01/05/2008, 33 (4): 358-67.

- Mota-Pereira, J., «Moderate exercise improves depression parameters in treatment-resistant patients with major depressive disorder», J. Psychiatr. Res., 01/08/2011, 45 (8): 1005-11.

- Migliorare il sesso: maggiore appagamento sessuale tramite il benessere fisico ed emotivo

* Robinson, K., «Sex & Relationships».

* Kassam, N., Lezioni di Medicina Tradizionale Cinese, CCNM ,2006.

Fiori di Bach

* «Bach Flower Questionnaire», Canadian College of Naturopathic Medicine.

* Bach, Edward, *Bach Flower Remedies and Other Remedies*, 1933.

Agopuntura e medicina cinese

* Zhang, Z.J., «The effectiveness and safety of acupuncture therapy in depressive disorders: systematic review and metaanalysis», J. Affect. Disord., 01/07/2010, 124 (1-2): 9-21.

* Bongiorno, P., «Healing Depression», Integrated Naturopathic and Conventional Therapies, Toronto: CCNM Press Inc., 2010.

Integratori alimentari

* Balch, P. A. e Balch, J. F., «Prescription for Nutritional Healing», New York, Avery, 2000.

* Wong-Goodrich, S.J., «Spatial memory and hippocampal plasticity are differentially sensitive to the availability of choline in adulthood as a function of choline supply in utero», Brain Res., 27/10/ 2008, 1237: 153-66.

* Zhao, G., «Use of folic acid and vitamin supplementation among adults with depression and anxiety: a cross-sectional, population-based survey», Nutr. J., 01/01/2011, 10: 102.

* Sanchez-Villegas, A., «Association between folate, vitamin B6 and vitamin B12 intake and depression in the SUN cohort study», J. Hum Nutr. Diet, 01/04/2009, 22 (2): 122-33.

- Pollack, M.H., «High-field MRS study of GABA, glutamate and glutamine in social anxiety disorder: response to treatment with levetiracetam», Prog. Neuropsychopharmacol. Biol. Psychiatr., 01/04/2008, 32 (3): 739-43.

- Fux M., Levine J., Aviv A. e Belmaker R.H., «Inositol treatment of obsessive-compulsive disorder», American Journal of Psychiatry, 1996, 153 (9): 1219-21.

- Kakuda, T.A., Nozawa, A. e Unno, T., «Inhibiting effects of Theatine on caffeine stimulation evaluated by EEG in the rat», Biosci. Biotechno. Biochem, 2000, 64: 287-93.

- Parker, G., «Mood effects of amino acids tryptophan and tyrosine: 'Food for thought'». III Acta Psychiatr. Scand., 01/12/2011, 124 (6): 417-26.

- Steward, R., «Relationship between vitamin D levels and depressive symptoms in older residents from a national survey population», Psychosomatic Medicine, 01/09/2010, 72 (7): 608-12.

- Mushtagh, Saied, *The Hypoallergenic Diet Book*, Toronto 2006.

- Larzelere, M.M., «Complementary and alternative medicine», Biosci. Biotechno. Biochem., 2000, 64: 287-93.

- Prousky, Jonathan, «Clinical Nutrition Notes», Toronto, 2006.

Erbe medicinali

- Saunders, P., Lezioni di Medicina Botanica, CCNM, 2006.

Farmaci usati per l'ansia e la depressione

- «Mental Health Medications», National Institute of Mental Health.

9 781657 506657